Gerhard Leibold: Blasen- und Nierenerkrankungen

Gerhard Leibold

Blasen- und Nierenerkrankungen

Symptome, Ursachen, erfolgreiche Naturheilverfahren

Dr. Werner Jopp Verlag
Wiesbaden

Die Deutsche Bibliothek – CIP-Einheitsaufnahme

Leibold, Gerhard:
Blasen- und Nierenerkrankungen : Symptome, Ursachen, erfolgreiche Naturheilverfahren / Gerhard Leibold. - Wiesbaden : Jopp, 1994
ISBN 3-926955-56-2

Die Ratschläge in diesem Buch sind von Autor und Verlag sorgfältig erwogen und geprüft; dennoch kann eine Garantie nicht übernommen werden. Eine Haftung des Autors bzw. des Verlags und seiner Beauftragten für Personen-, Sach- und Vermögensschäden ist ausgeschlossen.

Umschlaggestaltung: Kreativ Design Gerd Aumann, Wiesbaden
Zeichnungen: Brigitte Braun-Dähler, Bad Schwalbach
Druck und Bindearbeiten: Druckerei Fritz Steinmeier, Nördlingen
Printed in Germany
ISBN 3-926955-56-2

A - B - C - D - E

Inhaltsverzeichnis

Vorwort

Die lebenswichtige Bedeutung der Nieren und ableitenden Harnwege für den Wasserhaushalt und die Entgiftung des Körpers ist sicher allgemein bekannt. Trotzdem werden Symptome, die an den Ausscheidungsorganen auftreten, erfahrungsgemäß oft lange Zeit auf die leichte Schulter genommen und verharmlost. Dahinter steht nicht selten falsche Scham und Angst vor „peinlichen" Untersuchungen, die viele Patienten abhält, frühzeitig den Therapeuten aufzusuchen.
Dieses Verhalten muß keine ernsten Folgen haben. Ein intaktes Immunsystem ist durchaus in der Lage, die Ursachen einer Blasen- oder Nierenkrankheit aus eigener Kraft völlig ohne bleibende Schäden auszuheilen. Aber man darf sich nicht darauf verlassen. Es gibt auch genügend Fälle, die mit einer vermeintlich harmlosen „Blasenverkühlung" begannen und schließlich damit endeten, daß der Patient lebenslang auf die regelmäßige Dialyse angewiesen war, wenn sich keine Spenderniere zur Transplantation fand.
Deshalb darf man auch bei einer scheinbar einfachen Blasenentzündung kein Risiko eingehen, sondern muß so früh wie möglich den Fachmann aufsuchen. Nur er kann die Krankheit genau diagnostizieren und beurteilen, welche Therapie erforderlich ist.
Dieses Buch darf daher nicht als Anleitung zur Selbstbehandlung von Blasen- und Nierenerkrankungen mißverstanden werden. Es enthält zwar eine Fülle von Therapieempfehlungen durch Naturheilverfahren, die sich in der Praxis gut bewährten und größtenteils auch von den Patienten selbst angewendet werden könnten. Vorher muß aber immer der Therapeut befragt werden; denn auch bei einem offensichtlich leichten Blasenkatarrh kann der medizinische Laie nie sicher ausschließen, daß schwerwiegende Komplikationen eintreten. Keine Einwände bestehen jedoch, wenn die Naturheilverfahren selbständig zur Ergänzung der fachlich verordneten schulmedizinischen Behandlung angewendet werden, deren Wirkungen sie oft deutlich verbessern.
In erster Linie soll dieser naturmedizinisch orientierte Ratgeber aber umfassend über die vielfältigen Möglichkeiten der modernen Naturheilkunde bei Blasen-Nieren-Leiden informieren und dafür sorgen, daß solche Krankheiten nicht leichtfer-

tig oder aus Unkenntnis und falscher Scham lange verschleppt werden. Je früher eine gezielte Behandlung beginnt, desto günstiger stehen die Chancen, chronische Schäden an den Ausscheidungsorganen zu verhüten.

Das Ausscheidungssystem

Aufbau und lebenswichtige Funktionen

Im lebenden Organismus laufen dauernd zahlreiche biochemische Prozesse ab, die zur Erhaltung der Lebensfunktionen, für Energiegewinnung und Energieverbrauch notwendig sind.

Entstehung von Abfallprodukten

Dabei entsteht eine Vielzahl von Abfallprodukten, die nicht mehr weiterverwertet werden können, teilweise sogar giftig sind. Sie müssen deshalb ständig aus dem Körper entfernt werden.

Verschiedene Organe sind daran beteiligt

Daran sind verschiedene Organe beteiligt. Die Leber zum Beispiel wandelt in komplizierten chemischen Prozessen viele giftige Stoffe in ungiftige um, über die Lungen werden gasförmige Abfallprodukte ausgeatmet, der Darm scheidet einen Teil der Schlacken mit dem Stuhl aus, und auch die Haut ist durch die Absonderung von Schweiß an dieser dauernden Entgiftung beteiligt.

Nieren und Harnwege sind für Harnbereitung und Harnausscheidung zuständig

Als Ausscheidungssystem im engeren Sinn bezeichnet man aber die Nieren und ableitenden Harnwege. Sie sind für die Harnbereitung und -ausscheidung zuständig. Diese Funktionen sind lebenswichtig und können durch kein anderes Organ übernommen werden. Deshalb endet das Versagen der Nieren- und Ausscheidungsfunktionen innerhalb kurzer Zeit mit einer tödlichen Vergiftung des Körpers, wenn keine „Blutwäsche" (Dialyse) möglich ist.

Anatomie der Ausscheidungsorgane

Das Ausscheidungssystem, das man wegen der räumlichen

Harn-Geschlechts-System

Nähe mit den Geschlechtsorganen auch zum Harn-Geschlechts-(Urogenital-)system zusammenfaßt, besteht aus den beiden Nieren, den davon zur Harnblase abgehenden beiden Harnleitern, der Harnblase und der Harnröhre, die den Urin aus der Harnblase nach außen leitet. Diese Organe bilden eine Funktionseinheit, können ihre Aufgaben also nur gemeinsam erfüllen. Störungen eines einzigen dieser Harnorgane können die anderen erheblich in Mitleidenschaft ziehen und sogar bei anfangs einfachen Erkrankungen schlimmstenfalls zu lebensbedrohlichen Komplikationen führen.

Diese Organe bilden eine Funktionseinheit

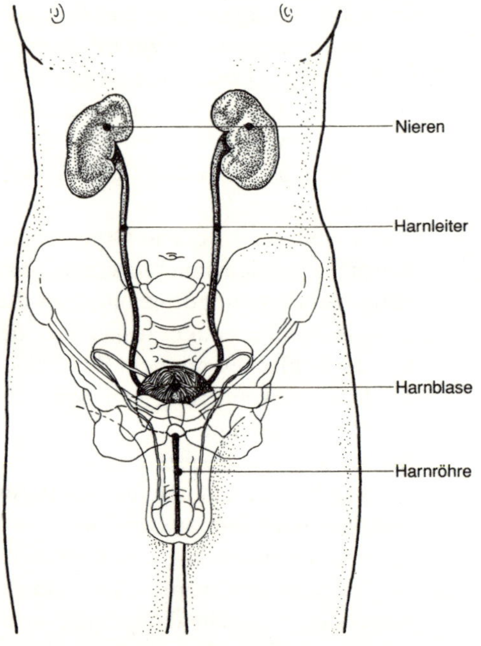

Das Urogenitalsystem (schematisch)

Nieren und Nierenbecken

In den Nieren wird der Urin bereitet

In den Nieren wird der Urin bereitet, ein Vorgang, der später noch ausführlich beschrieben wird. Sie sind paarig angelegt und befinden sich hinter der Bauchhöhle rechts und links

Lage der Nieren

seitlich von der Wirbelsäule, ungefähr in Höhe des letzten Brustwirbels und des 1. Lendenwirbels, also etwas oberhalb der Taillenhöhe. Die rechte Niere grenzt oben an die Leber und sitzt wegen der Ausdehnung dieses großen Organs in der Regel etwas tiefer und ist auch etwas kleiner als die linke Niere, die sich unterhalb der Milz befindet.

Größe der Nieren

Beide Nieren sind bohnenförmig, ungefähr 10–12 cm lang und haben einem Durchmesser von etwa 5 cm. Sie wiegen 120–200 g, durchschnittlich rund 150 g. Umgeben sind sie von einem Fettpolster und einer derben Kapsel aus Bindegewebe; dadurch werden sie geschützt und bekommen Halt.

Nebennieren

Auf den beiden Nieren sitzen kappenförmig die *Nebennieren* auf. Diese beiden Organe haben aber nichts mit den Ausscheidungsfunktionen zu tun. Sie gehören zum System der Hormondrüsen und produzieren ungefähr 30 lebenswichtige Hormone, vor allem die Kortikosteroide (wie Kortison).

Auch die Nieren stellen Hormone her

Aber auch die Nieren selbst stellen Hormone her, die mit für die Regulierung des Blutdrucks und die Bildung roter Blutkörperchen zuständig sind.

Hilus der Nieren

Zur Körpermitte (Wirbelsäule) hin weist jede Niere eine Eindellung auf, die man als *Hilus* bezeichnet. Hier treten Blutgefäße und Nerven ein und aus, und der Harnleiter geht ab.

Nierenbecken

Der Raum, zu dem sich der Harnleiter gleich nach dem Eintritt in die Niere erweitert, wird als *Nierenbecken* bezeichnet.

Nierenkörperchen

Im Querschnitt erkennt man an der Niere die äußere Rinde und das innere Mark. In der Nierenrinde befinden sich ungefähr 1 Million *Nierenkörperchen* (Glomeruli), die Knäuel feinster Blutgefäße enthalten und die Aufgabe haben, harnpflichtige (zur Ausscheidung bestimmte) Stoffe aus dem Blut zu filtern. Außerdem enthält die Nierenrinde die gewundenen Anteile der Nierenkanälchen; diese sind von feinsten Blutgefäßen umgeben, die den größten Teil des Primärharns mit verwertbaren Nährstoffen und Vitaminen wieder aufnehmen.

Nierenmark

Das *Nierenmark* ist in die 7–9 Nierenpyramiden gegliedert, deren abgerundete Spitzen als Papillen in die Nierenkelche ragen. Im Nierenmark befinden sich die geraden Anteile der Nierenkanälchen, die den ausscheidungspflichtigen Harn sammeln und zu den Nierenkelchen weiterleiten. Diese Kelche vereinigen sich dann zum Nierenbecken, aus dem der Harnleiter zur Blase abgeht.

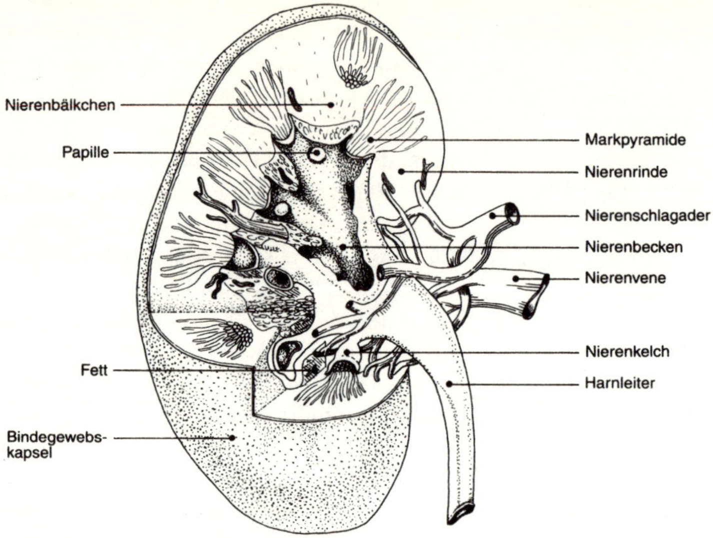

Aufbau einer Niere

Ableitende Harnwege

Aufgabe der Harnwege

Als Harnwege bezeichnet man die Funktionseinheit von Harnleitern, Harnblse und Harnröhre. Ihre Aufgabe besteht darin, den Urin aus den Nieren aufzunehmen, zu sammeln und bei entsprechender Füllung nach außen zu entleeren.

Harnleiter

Der Harnleiter ist 25-30 cm lang

Das Nierenbecken jeder Niere verengt sich zu einem Harnleiter, der die Verbindung zur Harnblase herstellt. Er besteht aus der glatten, innen mit Schleimhaut ausgekleideten Muskelwand, ist ungefähr 25–30 cm lang und hat 4–7 mm Durchmesser.

Die Einmündungen der beiden Harnleiter in die Harnblase befinden sich hinten an der Blasenbasis. Sie sind ventilartig ausgebildet, um zu verhindern, daß sich der Urin bei Füllung der Blase in den Harnleitern nach oben bis ins Nierenbecken zurückstaut.

Der Harn träufelt nicht einfach, der Schwerkraft folgend, aus

Der Harn wird in die Harnblase gepreßt

dem Nierenbecken durch die Harnleiter nach unten in die Blase. Vielmehr wird er aktiv durch die Zusammenziehung der Harnleitermuskulatur in die Harnblase gepreßt.

3 Engstellen in den Harnleitern

Im Verlauf der Harnleiter befinden sich 3 natürliche Engstellen. Hier bleiben Nierensteine, die aus dem Nierenbekken ausgetrieben wurden, besonders oft hängen. Die Zusammenziehung der Harnleitermuskulatur, die gegen das Hindernis angeht, verursacht dann die heftigen Kolikschmerzen.

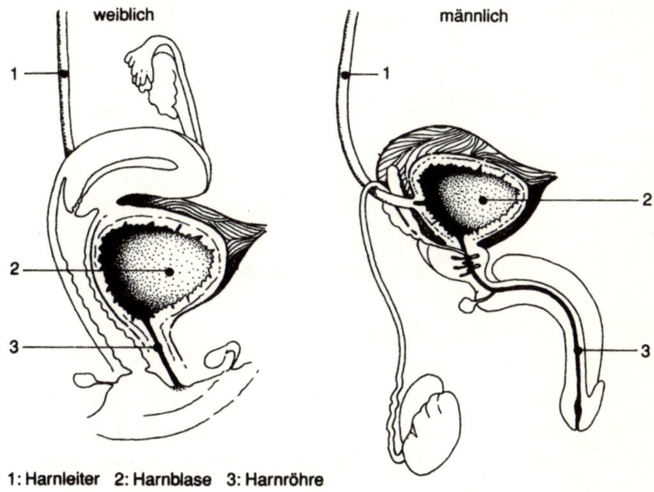

Harnblase mit Harnleiter- und Harnröhrenöffnungen

Harnblase

Die Harnblase ist ein muskuläres Hohlorgan

Die Harnblase ist ein muskuläres Hohlorgan, das sich im kleinen Becken befindet. Sie besteht aus einer Wand mit glatter, willkürlich nicht zu beeinflussender Muskulatur, die innen mit Schleimhaut ausgekleidet ist. Die Dicke dieser Wand hängt mit von der Füllung der Blase ab; je mehr Urin sich darin befindet, desto stärker wird sie gedehnt und dabei immer dünner. Wenn die Blasenmuskeln bei ständiger Behinderung des Harnabflusses dauernd überfordert werden, nehmen sie allmählich an Stärke zu und ragen dann balkenartig verdickt ins Blaseninnere vor *(Balkenblase)*.

Balkenblase

Trigonum vesicae

In die untere Basis der Harnblase münden hinten die beiden Harnleiter ein, vorne öffnet sich hier die Harnröhre. Wenn man sich diese 3 Öffnungen an der Blasenbasis durch Linien verbunden vorstellt, entsteht ein typisches Dreieck am Blasengrund *(Trigonum vesicae),* in dem die Schleimhaut im Gegensatz zur übrigen Blase keine Falten aufweist, sondern fest mit der Muskulatur verbunden ist.

Der auf der Blasenbasis aufgebaute Körper des Organs läuft nach oben spitz zu einem Scheitel aus. Bei maximaler Blasenfüllung reicht er ungefähr bis zum Nabel.

Aufgabe der Harnblase

Die Aufgabe der Harnblase besteht darin, den durch die Harnleiter ständig aus den Nieren zugeleiteten Urin zunächst zu sammeln, um ihn bei entsprechender Füllung über die Harnröhre nach außen zu entleeren. Im allgemeinen nimmt die Blase etwa 0,4 l Urin auf. Dann registrieren spezielle „Empfänger“ (Rezeptoren) den Reiz, den die Dehnung der Blasenwand ausübt; das wird als Harndrang bewußt und fordert zur Entleerung (s. Harnausscheidung) auf. Wenn dazu keine Gelegenheit besteht, kann sich die Harnblase aber auch wesentlich weiter ausdehnen und bis über 1 l Urin ansammeln.

Harnröhre

Den letzten Abschnitt der ableitenden Harnwege bildet die mit Schleimhaut ausgekleidete Harnröhre, die sich bei der Harnentleerung auf bis 8 mm Durchmesser erweitern kann. Sie beginnt vorne an der Blasenbasis. Je ein innerer und äußerer Schließmuskel kontrollieren die Harnabgabe aus der Blase in die Harnröhre.

Die Harnröhre kann sich bis 8 mm Durchmesser erweitern

Harnröhre der Männer

Bei Männern erreicht die Harnröhre 20–25 cm Länge und endet an der Spitze des Penis. Sie zieht durch die Vorsteherdrüse und dient ab hier auch als Gang für den Samen, der beim Sexualverkehr ausgespritzt wird. Diese lange Harnröhre bietet einen guten Schutz vor aufsteigenden Infektionen in die Harnblase. Daher kommen Blasenentzündungen bei Männern seltener als bei Frauen vor.

Harnröhre der Frauen

Die Harnröhre der Frau dagegen mißt nur 2,5–4 cm Länge. Oberhalb des Scheideneingangs mündet sie in den Scheidenvorhof. Krankheitserreger können durch diese kurze Harnröhre leichter in die Blase aufsteigen, Entzündungen des Organs kommen deshalb bei Frauen viel häufiger vor.

Funktionen des Ausscheidungssystems

Aufgabe der Ausscheidungsorgane

Die Aufgabe der Ausscheidungsorgane besteht darin, den Urin in den Nieren herzustellen und ihn dann über die ableitenden Harnwege auszuscheiden.

Einfluß auf die Entgiftung des Körpers

Damit nimmt das Ausscheidungssystem entscheidenden Einfluß auf die Entgiftung und Entschlackung des ganzen Körpers von wasserlöslichen Stoffwechselendprodukten und anderen Substanzen, die nicht mehr verwertet werden können, sowie auf den Wasserhaushalt und auf die Zusammensetzung des Bluts und der anderen Körperflüssigkeiten. Diese Funktionen sind lebenswichtig und können von keinen anderen Organen übernommen werden.

Auf die zusätzliche Aufgabe der Nieren, durch Produktion von Hormonen mit zur Regulierung des Blutdrucks und zur Produktion roter Blutkörperchen beizutragen, muß im Rahmen dieses Kapitels nicht näher eingegangen werden; darauf kommen wir später bei den Nierenkrankheiten (s. d.) zurück.

So entsteht der Urin

Die Nieren werden besonders gut durchblutet

Für die Zubereitung des Urins sind ausschließlich die Nieren zuständig. Sie werden besonders gut durchblutet, damit sie ständig die zur Ausscheidung bestimmten Stoffe aus dem Blut entnehmen können. Rund 1 l Blut strömt pro Minute durch die Nieren, das entspricht täglich etwa 1440 l.

Bei Durchblutungsstörungen droht Nierenversagen

Schon geringfügige Störungen der Nierendurchblutung, die zum Beispiel bei Arterienverkalkung oder Herzschwäche auftreten, setzen die Leistungsfähigkeit der Nieren herab, bei ausgeprägten Durchblutungsstörungen droht das lebensbedrohliche Nierenversagen.

Filtration harnpflichtiger Stoffe in den Nieren

Die Herstellung von Urin ist ein einfacher Vorgang

Die Herstellung von Urin in den Nieren ist ein relativ einfacher Vorgang. Das Blut, das über große Arterien zu den Nieren gelangt, wird in immer kleinere Gefäßen verteilt und gelangt schließlich zu den Nierenkörperchen. Hier strömt es durch feine Gefäßknäuel, deren Wände wie ein Filter für bestimmte Stoffe durchlässig sind. Da zwischen den Gefäßknäueln und dem umgebenden Kapselraum der Nierenkörperchen ein Druckunterschied besteht, treten Wasser und kleinmolekulare Stoffe (vor allem Schlacken, aber auch Salze und Zucker) durch die Gefäßwände und sammeln sich im Kapselraum an. Die großmolekularen Blutkörperchen und Eiweiße dagegen können nicht durch die Gefäßwände treten, sondern bleiben im Blut zurück.

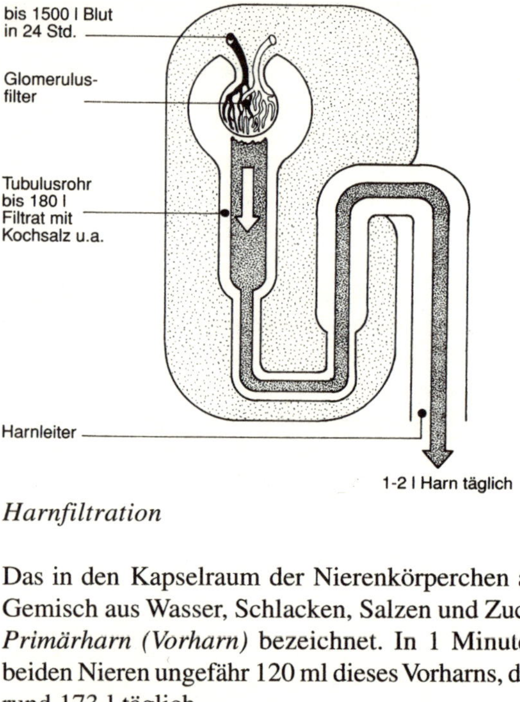

Harnfiltration

Primärharn

Das in den Kapselraum der Nierenkörperchen ausgetretene Gemisch aus Wasser, Schlacken, Salzen und Zucker wird als *Primärharn (Vorharn)* bezeichnet. In 1 Minute bilden die beiden Nieren ungefähr 120 ml dieses Vorharns, das entspricht rund 173 l täglich.

In den Nierenkanälchen wird der Vorharn gesammelt

Aus dem Kapselraum gelangt der Primärharn in feine Nierenkanälchen, in denen er gesammelt wird. Diese Kanälchen sind von kleinsten Blutgefäßen umgeben und ebenfalls für bestimmte Substanzen durchlässig. Da längst nicht alle Bestandteile des Primärharns ausscheidungspflichtig sind, sondern zum größten Teil wieder verwertet werden können, treten rund 99 % des Vorharns aus den Nierenkanälchen wieder in die umgebenden Blutgefäße über. Vor allem Wasser, Zukker, Salze, Aminosäuren und Vitamine werden auf diese Weise zurückgewonnen.

Endharn

Zurück bleibt der *Endharn*, der durch Sammelröhrchen zum Nierenbecken gelangt und hier in den Harnleiter übertritt. Am Ende der Harnbereitung bleiben täglich nur etwa 1–2 l Urin zurück, die im Tagesverlauf in mehreren Portionen ausgeschieden werden.

1–2 l Urin pro Tag

Zusammensetzung des Harns

Schwankungen in der Zusammensetzung des Urins

Die Zusammensetzung des Urins unterliegt Schwankungen, die vor allem von der Flüssigkeits- und Nahrungszufuhr, dem Körpergewicht, Alter und Geschlecht abhängen. Der Harn gesunder Menschen ist klar, hell- bis dunkelgelb und riecht nicht unangenehm. Sein spezifisches Gewicht liegt zwischen 1,010 und 1,030, der pH-Wert zwischen 4,8 und 7,5 (vorwiegend im sauren Bereich). Hauptbestandteil ist das Wasser, in dem die verschiedenen organischen und anorganischen Stoffe gelöst sind.

Es führte zu weit, hier alle Bestandteile des Urins aufzuführen. Das ist ohnehin nur für den Therapeuten von diagnostischer Bedeutung. Zu den wichtigsten harnpflichtigen Stoffen, die im Stoffwechsel entstehen und stets über die Nieren ausgeschieden werden, gehören vor allem:

Harnpflichtige Stoffe

Harnsäure

- *Harnsäure*, die als Endprodukt des Purinstoffwechsels entsteht; davon scheidet man mit dem Urin normalerweise 0,25– 0,75 g am Tag aus, erhöhte Ausscheidung deutet oft auf Gicht hin.

Harnstoff

- *Harnstoff*, der als Endprodukt des Eiweißstoffwechsels in der Leber entsteht; die tägliche Ausscheidung mit dem Urin liegt zwischen 18 und 35 g. Wenn der Harn längere Zeit an der Luft steht, zersetzt sich der Harnstoff allmählich in Ammoniak und Kohlensäure, was zum typischen stechend-scharfen Geruch führt.

Kreatin

- *Kreatin*, ein Produkt aus dem Zwischenstoffwechsel in der Muskulatur, das normalerweise in Form von Kreatinin mit dem Harn ausgeschieden wird.

Weitere Bestandteile des Urins sind verschiedene anorganische Mineralsalze, z. B. Eisen, Kalium, Kalzium, Kupfer, Magnesium, Natrium, Phosphor, Schwefel und Zink. Ferner befinden sich darin organische Stoffe, wie Aminosäuren, Fettsäuren, Gallenfarbstoffe und -säuren, Milch- und Oxalsäure, Eiweiße und Zucker.

Veränderung des Urins durch Krankheiten

Durch verschiedene Krankheiten (wie Gicht, Zuckerkrankheit) wird die Zusammensetzung des Urins zum Teil in charakteristischer Weise verändert. Deshalb gibt die Harnuntersuchung, die heute durch Teststäbchen mit chemischen Reagenzien wesentlich vereinfacht wurde, nicht nur Auskunft über Blasen-Nieren-Leiden, sondern dient auch der Diagnose anderer Erkrankungen außerhalb des Ausscheidungssystems.

Die Harnausscheidung

Für die Ausscheidung des Urins aus dem Körper sind die ableitenden Harnwege verantwortlich. Sie beginnen mit den Sammelkanälchen in den Nieren, die den Endharn aufnehmen und zum Nierenbecken weiterleiten.

Die Harnblase dient als Speicher für den Harn

Aus dem Nierenbecken gelangt der Harn in den Harnleiter und wird durch die Zusammenziehung der Harnleitermuskulatur hinab in die Harnblase transportiert. Sie dient als Speicher für den Harn, verhindert also, daß man schon geringste Urinmengen entleeren muß. Erst wenn sie mit ungefähr 0,4 l Urin gefüllt ist, dehnt sich die Wand der Blase derart, daß Rezeptoren den Reiz registrieren. Er wird als Harndrang (Bedürfnis nach Harnentleerung) bewußt.

Der äußere Schließmuskel kann willkürlich geschlossen gehalten werden

Durch Steuerung über das vegetative Nervensystem öffnen sich nun die beiden Schließmuskeln am Übergang der Blase zur Harnröhre. Dadurch kann der Urin durch die Harnröhre nach außen abfließen. Da aber nicht immer gleich die Gelegenheit besteht, den Urin zu entleeren, hat die Natur es so eingerichtet, daß der äußere Schließmuskel der Harnblase bei Bedarf willkürlich so lange geschlossen gehalten werden kann, bis man den Harn ablassen kann. Das gelingt allerdings nur bis zu einem gewissen Grad, bei zu starker Füllung wird der Harndruck in der Blase übermächtig, und die Entleerung kann willentlich nicht mehr verhindert werden. Der innere Blasenschließmuskel läßt sich willkürlich überhaupt nicht geschlossen halten.

Krankheiten der Blase und Harnwege

Erkrankungen sind weit verbreitet

Erkrankungen im Bereich der ableitenden Harnwege sind weit verbreitet. Bei Frauen steht die Blasenentzündung im Vordergrund, die durch die kurze weibliche Harnröhre begünstigt wird. Männer leiden nach der Lebensmitte zunehmend häufiger am Blasenhalsadenom, das zwar von der Vorsteherdrüse ausgeht, jedoch in erster Linie die Ausscheidungsfunktionen betrifft. Zum Teil werden die Krankheiten der ableitenden Harnwege auch sexuell übertragen, z. B. der Tripper. Nicht selten spielen seelisch-nervöse Faktoren eine Rolle, insbesondere bei der Reizblase, die Frauen weit häufiger als Männer betrifft.

Rechtzeitige Diagnose der Erkrankungen

Wichtig ist eine Früherkennung

Je früher eine Krankheit der Harnblase oder anderer ableitender Harnwege diagnostiziert wird, desto rascher und zuverlässiger läßt sie sich meist ausheilen und desto seltener treten Komplikationen ein. Deshalb ist es sehr wichtig, auch bei leichten Beschwerden den Therapeuten frühzeitig aufzusuchen, damit eine genaue Diagnose gestellt und danach die gezielte Behandlung eingeleitet wird.

Mögliche Warnzeichen zur Selbstdiagnose

Unterschiedlich stark ausgeprägte Beschwerden

Erkrankungen der ableitenden Harnwege führen zu unterschiedlichen, mehr oder minder stark ausgeprägten Beschwerden. Allein aus dieser Symptomatik kann der medizinische Laie keine zuverlässige Selbstdiagnose stellen. Aus den typischen Symptomen ergibt sich aber der Verdacht auf eine Krankheit der Ausscheidungsorgane, der Anlaß zur fachlichen Untersuchung sein muß. Zu den möglichen Warnzeichen, die an eine Erkrankung im Bereich der ableitenden Harnwege denken lassen, gehören vor allem:

Warnzeichen

- abnorm häufiger bis ständiger Harndrang, wobei aber jeweils nur geringe Harnmengen entleert werden, die in keinem Verhältnis zum Harndrang stehen;
- verminderte Harnausscheidung, zum Teil nur träufelnde Harnentleerung oder auffällig dünner und schwacher Harnstrahl, der unter Umständen erst nach einer kurzen Wartezeit durch Pressen in Gang kommt;
- Brennen, Jucken und Schmerzen in der Harnblase und/ oder Harnröhre, die während und nach der Harnentleerung, aber auch unabhängig davon ständig bestehen können;
- auffällig heller, dunkler oder trüber Urin, teilweise mit sichtbaren Blutbeimengungen (unter Umständen kann Blut im Urin aber nur labordiagnostisch nachgewiesen werden), oft verbunden mit auffälligem Geruch des Harns;
- unklare Allgemeinsymptome, insbesondere Abgeschlagenheit, Appetitmangel, Kopfschmerzen und unterschiedlich hohes Fieber.

Bei den ersten 4 Warnzeichen kann mit hoher Wahrscheinlichkeit von einer Erkrankung der ableitenden Harnwege ausgegangen werden, es ist aber auch an Nierenleiden zu denken. Die unklaren Allgemeinsymptome treten auch bei vielen anderen Krankheiten auf, der Verdacht auf eine Erkrankung der Ausscheidungsorgane ergibt sich erst, wenn entsprechende spezifische Symptome hinzukommen.

Die fachlichen Untersuchungen

Wenn die vorstehenden möglichen Warnzeichen einer Erkrankung des Ausscheidungssystems den Patienten zum Therapeuten führen, kann dieser durch verschiedene Untersuchungen den Verdacht abklären und genau feststellen, welche Krankheit besteht. Danach richtet sich dann die gezielte Therapie.

Standarduntersuchungen

Zu den Standarduntersuchungen, die bei Verdacht auf eine Erkrankung der ableitenden Harnwege durchgeführt werden, gehören vor allem:

Urinstatus

- *Urinstatus*, der labordiagnostisch ermittelt wird; dazu stehen dem Therapeuten heute Teststreifen zur Verfügung, die mit mehreren Testfeldern versehen sind, die sich nach dem Kontakt mit Urin durch chemische Reaktion in ihrer Farbe verändern; auf diese Weise kann ein rascher Befund ohne umständliche Laboruntersuchungen gestellt werden. Hauptsächlich geben diese Teststreifen, die normalerweise den frisch entleerten Urin untersuchen, Auskunft über spezifisches Gewicht, pH-Wert, Gehalt an Eiweiß, Zucker, Harnstoff, Blut- und Gallenfarbstoff, Krankheitserreger und einige andere Harnbestandteile. Auf diese einfache Weise läßt sich oft schon eine zuverlässige Diagnose stellen.

Mikroskopische Untersuchungen

- *Mikroskopische Untersuchungen* des Urins können bei Bedarf den vorläufigen Befund der Teststreifen absichern und außerdem noch weitere Besonderheiten des Urins ermitteln, zum Beispiel den Anteil an festen Bestandteilen (Harnsediment).

Urinkulturen

- *Urinkulturen* werden bei Verdacht auf eine Infektion der Harnwege angelegt, wenn die Untersuchung mit Teststreifen keinen eindeutigen Befund ergab; dazu wird zum Beispiel eine präparierte Glasplatte in den Urin getaucht und anschließend im Wärmeschrank „bebrütet", damit sich identifizierbare Bakterienkulturen entwickeln. Sobald man die Erreger kennt, können sie medikamentös angegriffen werden; an der Urinkultur läßt sich gleich prüfen, welche Medikamente gegen die Erreger tatsächlich wirksam sind, das erspart dem Patienten vielleicht die probeweise Einnahme unwirksamer Arzneimittel.

Neben der Labordiagnose führt man oft auch eine *Zytoskopie*

Zytoskopie

(Blasenspiegelung) durch. Dabei wird nach örtlicher Betäubung der Schleimhaut ein optisches Instrument durch die Harnröhre bis in die Blase eingeführt, um sie von innen zu inspizieren.

Die Zytoskopie wird zu häufig durchgeführt

Überdies kann man durch das Zytoskop chirurgische Instrumente einführen, um zum Beispiel bei Krebsverdacht Gewebsproben zur genauen Untersuchung zu entnehmen oder kleine Operationen vorzunehmen. Allerdings wird die Zytoskopie bei uns zu häufig routinemäßig durchgeführt. Das läßt sich nicht rechtfertigen, denn nicht selten werden dabei Krankheitserreger in die Harnwege eingeschleppt. Deshalb ist die Untersuchung nur dann angezeigt, wenn auf andere Weise keine zuverlässige Diagnose gestellt werden kann.

Weitere Untersuchungen, z. B. Röntgenaufnahmen der ableitenden Harnwege, sind seltener notwendig, das richtet sich jeweils nach dem Einzelfall.

Meist reichen labordiagnostische Maßnahmen aus

Grundsätzlich kann man feststellen, daß in der Mehrzahl der Fälle schon die labordiagnostischen Maßnahmen ausreichen, um eine wirksame gezielte Therapie einzuleiten.

Die häufige Blasenentzündung

Die Zystitis gehört zu den häufigsten Harnwegserkrankungen

Die Entzündung der Harnblase *(Zystitis)* gehört zu den häufigsten Erkrankungen im Bereich der ableitenden Harnwege. Sie neigt oft zum chronischen Verlauf, wenn nicht frühzeitig und lange genug behandelt wird, oder hinterläßt lange Zeit eine Reizempfindlichkeit der Blase, die unter Umständen schon bei geringfügiger Reizung die Entzündung wieder akut aufflammen läßt. Dem beugt man am besten durch eine naturmedizinische Behandlung vor, die nicht ausschließt, daß anfangs bei Bedarf auch Antibiotika zur raschen Unterdrückung der Infektion verabreicht werden.

Wer ist besonders gefährdet?

Es gibt einie Risikogruppen, bei denen Entzündungen der Harnblase gehäuft auftreten. Die größte und wichtigste sind

Frauen sind die größte Risikogruppe

Frauen jeden Alters, angefangen bei kleinen Mädchen bis hin zu Greisinnen. Häuptsächlich erklärt sich ihre erhöhte Gefährdung aus der Anatomie, da die Harnröhre bei Frauen nur 2,5–4 cm lang ist. Darin können Krankheitserreger von außen rasch bis in die Blase emporwandern. Hinzu kommt, daß auch beim Geschlechtsverkehr, bei der sexuellen Selbstbefriedigung oder während der Schwangerschaft bei Frauen ein höheres Infektionsrisiko besteht.

Schließlich darf man nicht vergessen, daß viele Frauen bei kaltem Wetter zu leicht bekleidet sind, so daß eine „Erkältung" der Blase mit örtlicher Abwehrschwäche entsteht. Dann können Krankheitserreger, mit denen man ständig in Kontakt gerät, nicht mehr wirksam abgewehrt werden.

Männer leiden 4mal seltener an einer Blasenentzündung

Männer leiden ungefähr 4mal seltener als Frauen an einer Harnblasenentzündung. Es gibt aber auch unter ihnen eine besonders oft betroffene Risikogruppe, und zwar jene Männer, die ab dem mittleren Lebensalter an einer Erkrankung der Vorsteherdrüse (in der Regel am Blasenhalsadenom, s. d.) leiden. Dadurch wird die Harnausscheidung derart gestört, daß es häufiger zur Zystitis kommt.

Diabetes und Gicht sind besondere Risikofaktoren

Bei beiden Geschlechtern erhöht sich die Wahrscheinlichkeit, an einer Blasenentzündung zu erkranken, wenn Zuckerkrankheit oder Gicht (eine Störung des Harnsäurestoffwechsels) besteht. Ferner gelten Blasensteine und die Einführung von Kathetern in die Blase zu diagnostischen und therapeutischen Zwecken als besondere Risikofaktoren für Mann und Frau.

Familiäre Disposition zu Blasenentzündungen

Schließlich scheint es in manchen Fällen eine gewisse familiäre Neigung (Disposition) zu Blasenentzündungen zu geben, die man deshalb aber keinesfalls als Erbkrankheit verstehen darf. Vielmehr scheint in solchen Fällen die Widerstandsfähigkeit der Harnblase anlagebedingt vermindert.

Falsche Reinigung des Afters

Eine letzte, oft nicht beachtete Gefährdung, die wiederum bei Frauen häufiger gegeben ist, kann sich aus der falschen Reinigung des Afters ergeben. Wenn er nach dem Stuhlgang nicht von vorne nach hinten oben, sondern umgekehrt mit dem Toilettenpapier abgewischt wird, verschleppt man dabei leicht Kolibakterien und andere Keime aus dem Darm in die Harnröhre.

Die Blasenentzündung kann bei jedem auftreten

Aber auch wer nicht zu diesen Risikogruppen gehört, darf sich nicht völlig sicher vor einer Blasenentzündung fühlen. Grundsätzlich kann sie bei jedem Menschen auftreten.

Hauptursachen der Blasenentzündung

Aus der Sicht der Naturmedizin, die den Menschen als Ganzheit auffaßt, besteht die Grundursache einer infektiösen Blasenentzündung nur vordergründig im Eindringen von Krankheitserregern. Bei intaktem Abwehrsystem müßte der Organismus nämlich normalerweise aus eigener Kraft mit diesen Erregern fertig werden, ohne daß es zu spürbaren Symptomen kommt. Das Grundproblem besteht also in einer vorübergehenden oder dauernden Schwächung der körpereigenen Abwehrkräfte, die örtlich begrenzt oder allgemein vorliegen kann. Dafür gibt es viele individuelle Gründe; zu den wichtigsten gehören:

Das Grundproblem ist eine Schwächung der körpereigenen Abwehrkräfte

Allgemeine Verweichlichung

- Allgemeine Verweichlichung durch Mangel an Bewegung im Freien, verstärkt durch die heute übliche falsche Kost, die den Körper nicht mehr ausreichend mit allen Bestandteilen versorgt, die auch für ein widerstandsfähiges Immunsystem unentbehrlich sind. Dadurch wird die Widerstandskraft des gesamten Körpers vermindert, und es kann zu verschiedenen Erkrankungen kommen, unter anderem auch zur Zystitis.

Zu leichte Bekleidung

- Zu leichte Bekleidung (vor allem Unterwäsche) und/oder Durchnässung können die Abwehrfähigkeit ebenfalls vermindern, insbesondere natürlich bei allgemeiner Verweichlichung. Die Unterkühlung führt zur allgemeinen Abwehrschwäche, kann aber auch nur die örtliche Abwehrfähigkeit im Bereich der Harnorgane vermindern.

Zu enge Slips

- Zur örtlichen Abwehrschwäche im Bereich der Unterleibsorgane können außerdem zu enge Slips und Miederhöschen beitragen, weil sie die Durchblutung behindern; außerdem gilt synthetische Unterkleidung als ungünstig, da sie eine Unterkühlung der Blasenregion begünstigt.

Häufigste Erreger sind Bakterien

Wenn derartige Faktoren die Widerstandsfähigkeit herabgesetzt haben, können verschiedene Erreger zur Entzündung der Harnblase führen. Zu den häufigsten gehören Bakterien (vor allem Kolibakterien, Staphylokokken, Streptokokken), teilweise aber auch Viren und Pilze (letztere vor allem bei Zuckerkranken).

In den meisten Fällen dringen die Erreger von außen durch die Harnröhre in die Blase vor. Seltener erfolgt die Infektion absteigend, also aus den Nieren und den Nierenbecken über die Harnleiter nach unten. Möglich ist auch, daß Erreger mit dem Blut und/oder der Lymphe aus anderen Körperregionen in die Harnblase verschleppt werden oder bei Infektionen des Dickdarms von dort aus in die Blase vordringen.

Die genaue Feststellung, um welche Erreger es sich handelt, ist bei der fachlichen Untersuchung durch eine Urinkultur (s. Seite 23) möglich. Sie ist vor allem dann wichtig, wenn eine ernstere Zystitis mit Antibiotika oder gegen Pilze wirksame Antimykotika behandelt werden muß, damit man von vornherein die Arzneimittel auswählen kann, die im Einzelfall angezeigt und wirksam sind.

Auch mechanische Ursachen können zur Reizung der Blase führen

Infektionen sind für den größeren Teil der Harnblasenentzündungen verantwortlich. Daneben gibt es aber auch mechanische Ursachen, die zur entzündlichen Reizung der Blase führen können. Neben der Einführung von Kathetern in die Blase, bei der es neben der Einschleppung von Erregern auch noch zur mechanischen Reizung kommen kann, spielen im Einzelfall noch manche Praktiken beim Geschlechtsverkehr und die Verwendung von Hilfsmitteln bei der sexuellen Selbstbefriedigung als mechanische Ursachen eine Rolle.

Vor allem bei Frauen muß auch noch daran gedacht werden, daß sie oft dazu neigen, den Urin lange Zeit willentlich zurückzuhalten (das kann psychische Ursachen haben, z. B. eine zu strenge Reinlichkeitserziehung in der frühen Kindheit). Das hat zur Folge, daß sich die Keime, die sich ständig auch in der gesunden Blase befinden, rasch vermehren und die Abwehrkräfte schließlich überfordern.

Symptome und Verlauf der Krankheit

Eine leichte Blasenentzündung ist besonders gefährlich

Eine Blasenentzündung kann sehr leicht, fast unbemerkt verlaufen, ist dann aber besonders gefährlich, weil sie häufig lange verschleppt wird und ernste Komplikationen drohen. In anderen Fällen treten erhebliche Beschwerden und deutliche Schmerzen auf, die den Patienten meist bald zum Therapeuten führen. Bei chronischem Verlauf, der sich über Jahre hinziehen kann, bleiben die Symptome meist erträglich. Allerdings kann die akute Form bei chronischen Verlauf schon durch geringste Reizungen der Blase erneut aufflammen.

Akute Blasenentzündung

In der leichtesten Form, die man vor allem bei Frauen gelegentlich beobachtet, verursacht die Blasenentzündung lediglich eine Reizung der Schleimhaut. Dadurch kommt es zur häufigen Harnentleerung, weitere Symptome treten aber nicht auf.

Ständiger unangenehmer Harndrang

Das typische Krankheitsbild der akuten Zystistis wird vor allem durch den ständigen unangenehmen bis schmerzhaften Harndrang, abnorm häufige Entleerung jeweils nur geringer Harnportionen, Blasenschmerzen, Schmerzen und Brennen in der Harnröhre beim Wasserlassen und meist trüben, seltener blutigen Urin gekennzeichnet. Beim Husten, Niesen und Lachen können unkontrolliert geringe Harnmengen abgehen, nachts tritt zum Teil Bettnässen auf.

Schwere Fälle

In schweren Fällen werden diese Symptome von Schüttelfrost, Fieber, Leibschmerzen, Durchfall, Brechreiz und Appetitmangel begleitet. Möglich sind auch ausstrahlende Kreuz- und Rückenschmerzen, die aber oft darauf hinweisen, daß sich die Infektion aus der Blase ins Nierenbecken fortgesetzt hat.

Dem Organismus durch Naturheilmittel helfen

Durch chemische Arzneimittel, die gegen die Krankheitserreger und die Schmerzen wirksam sind, lassen sich die Symptome der akuten Blasenentzündung meist bald unterdrükken. Wenn man den Organismus dann durch Naturheilmittel unterstützt, wird er mit der Krankheit oft aus eigener Kraft vollends fertig. Keinesfalls darf die Therapie aber vorzeitig abgebrochen werden, wenn kaum noch Beschwerden bestehen, denn das bedeutet noch keine Heilung. Vielmehr droht der Übergang der nicht ganz ausgeheilten akuten Zystitis ins chronische Stadium.

Chronische Zystitis

Symptome einer chronischen Zystitis

Die Symptome einer chronischen Blasenentzündung sind (leider) meist so erträglich, daß man sich daran gewöhnt. Im Vordergrund steht der abnorme Harndrang, der zur häufigeren Blasenentleerung zwingt, aber damit können viele der Betroffenen gut leben. Selbst gelegentliches Brennen und Jukken in der Harnröhre und Schmerzen in der Blasengegend nehmen viele Patienten jahrelang hin.

Risiko von Komplikationen

Mit der chronischen Zystitis nimmt das Risiko von Komplikationen zu. Insbesondere droht die Entwicklung einer chronischen Reizblase (s. S. 49), die hauptsächlich Frauen betrifft, und die Verschleppung von Krankheitserregern aus der Harnblase über die Harnleiter in Nierenbecken und Nieren. Außerdem kann die chronische Blasenentzündung schon bei geringsten Reizungen (z. B. Abkühlung oder Durchnässung) erneut ins akute Stadium übergehen, die Symptome treten dann wieder sehr heftig auf.

Das alles läßt sich nur verhindern, wenn die akute Zystitis ausreichend lang durch Naturheilverfahren behandelt wird, bis sie mit Sicherheit vollständig ausgeheilt ist.

Mögliche Komplikationen

Komplizierende Folgekrankheiten können bei akuter und chronischer Zystitis auftreten. Besonders groß ist die Gefährdung bei schwerer akuter Blasenentzündung, die nicht nur die oberflächliche Schleimhaut, sondern auch die Muskelwand der Blase erfaßt, und bei chronischem Verlauf der Krankheit.

Die häufigsten Risiken wurden bereits bei chronischer Zystitis genannt: Entwicklung einer chronischen Reizblase und die Verschleppung von Erregern ins Nierenbecken oder in die Nieren. Diese Erkrankungen werden später bei den entsprechenden Stichwörtern gesondert ausführlich behandelt.

Weitere Komplikationen

Als weitere Komplikationen der Blasenentzündung können im Einzelfall auftreten:

- *Geschwüre der Blasenschleimhaut*, die in schweren Fällen ausgedehnt bestehen, in die Blasenwand eindringen können und zu Blutungen neigen;
- *Perforation der Blase*, wenn sich die Entzündung durch die Wand frißt; als zusätzliche Komplikation kann dann eine lebensbedrohliche Bauchfellentzündung eintreten;
- *Leukoplakien der Blasenschleimhaut* durch den chronischen Reiz der Entzündung; diese schwieligen weißlichen Verdickungen sind nur zystoskopisch zu erkennen und müssen häufig begutachtet oder chirurgisch entfernt werden, denn sie können krebsig entarten;
- *Schrumpfblase* als Endzustand einer chronischen Blasen-

entzündung mit verkleinerter, starrwandiger Blase, verminderter Kapazität und vermehrtem Harndrang.

Alle diese Komplikationen können chronische Symptome verursachen oder eine hohe Gefährdung darstellen.

> Das verdeutlicht nochmals, wie wichtig es ist, auch einen vermeintlich harmlosen Blasenkatarrh, der kaum Beschwerden verursacht, unbedingt konsequent auszuheilen. Je früher die Therapie beginnt, desto günstiger sind die Aussichten, Komplikationen zu verhüten.

Therapie der Blasenentzündung

Therapie der Schulmedizin

Die Schulmedizin verordnet bei Zystitis meist harndesinfizierende Medikamente, die sich gegen die Bakterien richten, oder Antimykotika bei Pilzinfektionen. Gegen Viren, die manchmal auch eine Blasenentzündung verursachen, gibt es keine speziellen Arzneimittel, sie müssen vom Körper selbst abgewehrt werden. Antibiotika sind bei Virusinfektionen allenfalls dann angezeigt, wenn eine zusätzliche „Superinfektion" durch Bakterien besteht, weil die Abwehrkräfte dann schon durch die Bekämpfung der Viren stark in Anspruch genommen werden.

Oft enthalten die gegen die Krankheitserreger gerichteten Medikamente gleich noch Wirkstoffe zur Linderung von Blasen- und Harnröhrenschmerzen. Deshalb können die Symptome der Blasenentzündung dadurch meist rasch unterdrückt und die Erreger bald vernichtet werden.

> Allerdings ist diese intensive Therapie nicht unproblematisch, sondern kann – je nach Art der verordneten Arzneimittel – auch zu erheblichen Nebenwirkungen führen. Die Abwehrschwäche als eigentliche Ursache infektiöser Blasenentzündungen wird dadurch nicht beeinflußt.

Sie sollte durch Naturheilmittel ergänzt werden

Trotzdem hat diese Behandlung bei stärkeren Beschwerden und ernsteren Infektionen zunächst ihre Berechtigung. Sie soll jedoch auch dann durch Naturheilmittel ergänzt werden, mit denen man nach dem Abklingen der akuten Symptomatik die Therapie noch einige Zeit fortsetzt, um Rückfällen vorzubeugen. Bei leichteren Blasenentzündungen genügt von Anfang an meist die naturmedizinische Behandlung.

Allgemeine Basistherapie

Zur Grundbehandlung der Blasenentzündung empfiehlt die Naturheilkunde die folgenden Maßnahmen:

Vegetarische Ernährung

- Vegetarische Ernährung mit viel Rohkost, einleitend auch einige Rohkost- oder Saftfastentage, an denen man nur etwa 1 kg frische Salate, Obst und rohes Gemüse oder 750 ml naturbelassene Obst-, Gemüse- und Kräutersäfte zu sich nimmt. Diese Diät übt einen allgemein umstimmenden Reiz auf das Abwehrsystem aus, das dadurch gekräftigt wird und auch bei chronischer Blasenentzündung noch eine vollständige Ausheilung bewirken kann. Auf Zitrusfrüchte, Essig und scharfe Gewürze (wie Pfeffer, Paprika) muß verzichtet werden, um die Blasenschleimhaut nicht unnötig zu reizen.

Reichlich Flüssigkeitszufuhr

- Reichlich Flüssigkeitszufuhr, damit sich der Harn und die darin befindlichen Keime nicht zu stark konzentrieren, sondern die Erreger ausgeschwemmt werden. Die tägliche Flüssigkeitszufuhr soll mindestens 2 l betragen. Dazu verwendet man 3–4 Tassen fertigen Blasen-Nieren-Tee aus der Apotheke, der nach Gebrauchsanweisung zubereitet wird; hauptsächlich enthalten solche Teemischungen Bärentraube, Birke, Hauhechel und teilweise auch Wacholder, die alle günstig auf die Harnorgane wirken und die Harnausscheidung anregen. Der Tee wird stets ungesüßt warm getrunken, auch wenn er ohne Zucker unangenehm schmeckt.

Mineralwasser

Zusätzlich gibt man noch etwa 1,5 l kohlensäure-, kochsalz- und nitratarmes Mineralwasser, das den Urin ebenfalls verdünnt und die Ausscheidung anregt. Die Flüssigkeitsmenge reicht dann aus, wenn der Urin fast farblos (also sehr schwach konzentriert) ist. Auf Kaffee und Alkoholika in jeder Form muß verzichtet werden. Man darf den Urin nicht willentlich lange zurückhalten, sondern entleert ihn, sobald der Harndrang spürbar wird und eine Möglichkeit dazu besteht.

Verzicht auf Kaffee und Alkoholika

Medikamentöse Therapie

Pflanzliche und homöopathische Wirkstoffe

Zur Behandlung der Zystitis durch Arzneimittel bevorzugt die Naturmedizin pflanzliche und homöopathische Wirkstoffe. Die pflanzlichen Medikamente eignen sich vor allem in leichteren Fällen zur alleinigen, sonst zur ergänzenden Behandlung. Homöopathische Mittel dagegen können auch bei schweren Blasenentzündungen hervorragend helfen, wenn sie individuell richtig vom Fachmann ausgewählt wurden; eine einleitende Antibiotikatherapie wird dadurch aber nicht immer überflüssig.

Bärentraube

In der Heilpflanzentherapie steht die **Bärentraube** *(Arctostaphylos uva-ursi)* im Mittelpunkt. Die Blätter dieses kleinen Heidekrautgewächses enthalten als Hauptwirkstoffe Arbutin und Methylarbutin. Diese werden nur im alkalischen Harn in desinfizierend wirksame Bestandteile aufgespalten, die in leichteren Fällen zur Vernichtung von Krankheitserregern in der Harnblase ausreichen können (der normalerweise saure Harn muß dazu bei Bedarf durch Einnahme von Natron erst alkalisiert werden). Nach Anwendung der Bärentraube färbt sich der Urin olivgrün bis bräunlich, aber das ist bedeutungslos.

Mögliche Nebenwirkungen

Als Nebenwirkung kann es wegen des hohen Gehalts der Bärentraubenblätter an Gerbstoffen bei empfindlichen Menschen zu Magenbeschwerden und Brechreiz kommen.

Im allgemeinen verwendet man Bärentraube in fertiger Zubereitung als Arzneimittel mit standardisiertem Gehalt an Wirkstoffen; diesen stets gleichbleibend hohen Wirkstoffgehalt kann ein Tee nie gewährleisten, der deshalb grundsätzlich nicht geeignet ist.

Tee ist nicht geeignet

Die fertigen Medikamente zur pflanzlichen Therapie der Blasenentzündung enthalten neben Bärentraube zum Teil noch einige andere pflanzliche Mittel zur Ergänzung. Gebräuchlich sind unter anderem noch:

Birkenblätter

- *Birkenblätter oder -saft*, die gut harntreibend wirken; so werden die Harnorgane „durchspült“ und Erreger mit dem Urin ausgeschwemmt;

Ehrenpreis

- *Ehrenpreiskraut*, das ebenfalls harntreibend und entzündungshemmend auf die Schleimhaut wirkt;

Goldrute

- *Goldrute*, die sich durch gut harntreibende und entzündungshemmende Wirkstoffe auszeichnet und vor allem auch das Aufsteigen der Blasenentzündung in die Nieren durch deren vorbeugenden Schutz verhindern kann;

Hauhechel

- *Hauhechelkraut*, volkstümlich auch als Harnkraut bezeichnet, weil es wie Birke stark harntreibend wirkt;

Johanniskraut

- *Johanniskraut*, zwar kein spezielles Heilmittel für die Blase, das aber vor allem dann angezeigt ist, wenn die Blasenentzündung von krampfartigen Schmerzen begleitet wird oder eine chronische Reizblase besteht;

Wacholderbeeren

- *Wacholderbeeren* mit stark harntreibender Wirkung, die aber nicht immer verträglich sind (vorher den Therapeuten befragen) und nie länger als 4 Wochen ununterbrochen angewendet werden dürfen, da sonst Nierenschäden drohen.

Sonnenhut

Auch andere Heilpflanzen werden zum Teil noch in den Arzneimitteln verarbeitet. Es erübrigt sich aber, darauf weiter einzugehen. Erwähnt sei lediglich noch der *Sonnenhut* (Echinacea), der nicht speziell auf die Blasenentzündung wirkt, sondern allgemein die Körperabwehr anregt; dadurch werden die Selbstheilungskräfte aktiviert und können die Krankheit aus eigener Kraft vollständig überwinden.

Homöopathische Mittel

Auch die Homöopathie kennt zu viele bewährte Mittel bei Blasenentzündung, als daß sie hier alle angeführt werden könnten. Das erübrigt sich auch; denn die Verordnung muß immer individuell nach dem einzelnen Krankheitsbild erfolgen, das sehr sorgfältig abzuklären ist. Erst nach dieser umfangreichen Diagnose kann dann das eine Mittel in der richtigen Potenz (Verdünnung) gefunden werden, das für den einzelnen Patienten wie „maßgeschneidert" paßt und zum Teil sehr rasch hilft. Gelingt es nicht, dieses eine richtige Mittel zu finden, können auch 2 oder mehr verordnet werden (Komplexhomöopathie), um das Krankheitsbild möglichst genau zu erfassen. Die hochverdünnten homöopathischen Substanzen wirken auf den Körper wie ein schwacher Reiz, der gezielt die Abwehrkräfte gegen die Krankheitsursachen anregt.

Zu den wichtigsten Heilmitteln der Homöopathie bei Blasenentzündung gehören:

Cantharis

- *Cantharis* (getrocknete Spanische Fliege) D 4, ein Hauptmittel der Homöopathie vor allem bei den heftig verlaufenden Blasenentzündungen, die von stärkerem brennendem Schmerz begleitet werden; eine deutliche Linderung der Schmerzen kann nach der Einnahme rasch eintreten, darf jedoch nicht mit Heilung verwechselt werden.

Chimaphila

- *Chimaphila* (Winterlieb) D 4, ein „kleines", vorwiegend gegen die Symptome gerichtetes Mittel der Homöopathie, das man hauptsächlich ergänzend bei chronisch verlaufender Blasenentzündung verabreicht, vor allem bei reichlich festen Bestandteilen (Sediment) im Harn.

Coccus cacti

- *Coccus cacti* (Cochenillelaus) D 4, ebenfalls ein mehr symptomatisch wirkendes „kleines" Mittel bei Blasenentzündungen, das die Beschwerden bald bessern kann.

Pareira brava

- *Pareira brava* (Grießwurz) D 4 kommt ergänzend bei Blasenentzündung in Frage, wenn die Harnentleerung mit kolikartigen Schmerzen verbunden ist; die Verkrampfungen können in solchen Fällen so stark sein, daß der Harn verhalten wird.

Petroselinum sativum

- *Petroselinum sativum* (Petersilie) D 4 bei chronischer Reizung und Entzündung der Blase, vor allem dann, wenn der Harndrang immer wieder plötzlich sehr stark auftritt und der Verdacht besteht, daß auch das Nierenbecken bereits in Mitleidenschaft gezogen sein könnte.

Komplexmittel

Weitere individuelle Mittel sind nach Verordnung angezeigt, wenn sie den Umständen des Krankheitsbilds besser gerecht werden als die obigen. Da es gerade bei Erkrankungen der ableitenden Harnwege mit ihrer vielfältigen Symptomatik oft kaum gelingt, mit einem einzigen Mittel alle Beschwerden abzudecken, sollte man bei Bedarf schon frühzeitig ein Komplexmittel mit mehreren Bestandteilen anwenden, auch wenn das nicht im Sinne der klassischen Homöopathie ist.

Eine Änderung der Therapie kann notwendig werden

Je nach Reaktionen kann es im Verlauf der Krankheit durchaus notwendig werden, die ursprüngliche Verordnung zu ändern, um die Therapie den individuellen Besonderheiten neu anzupassen.

Keine Nebenwirkungen bei homöopathischen Mitteln

Erstverschlimmerungen dürfen nicht unterdrückt werden

Nebenwirkungen sind von der Homöopathie nicht zu befürchten. Anfangs kann es zwar vorübergehend zur Verschlimmerung der bestehenden Symptome als Erstreaktion kommen, aber das stellt keine unerwünschte Nebenwirkung dar, sondern ist Zeichen des Wirkungseintritts. Man darf solche Erstverschlimmerungen deshalb nie medikamentös unterdrücken, sonst hemmt man die gerade in Gang kommenden Selbstheilungskräfte gleich wieder. Der Therapeut wird individuell entscheiden, ob die Dosierung vorübergehend verringert werden soll oder ganz darauf zu verzichten ist, bis sich die Erstreaktion zurückgebildet hat.

Physikalische Therapie

Wenn eine akute Blasenentzündung schwerer verläuft oder wenn es sich um einen Rückfall nach einer scheinbar geheilten Zystitis handelt, in jedem Fall aber bei Fieber, müssen einige Tage Bettruhe eingehalten werden. Befindet sich Blut im Urin, kann es unumgänglich werden, in der Klinik eine gründliche Untersuchung und intensive Therapie durchzuführen.

Einige Tage Bettruhe

Falls keine Bettruhe notwendig ist, muß unbedingt auf warme Unterkleidung zum Schutz der gefährdeten Blasenregion geachtet werden. Sie soll aus gut wärmenden Naturfasern bestehen, synthetisches Material eignet sich erfahrungsgemäß nicht. Zu eng darf die Kleidung nicht sein, sonst wird die Durchblutung im Unterleib behindert, die für die ausreichende Zufuhr von Abwehrstoffen zur Blase unentbehrlich ist. Außerdem ist jede Unterkühlung und Durchnässung zu vermeiden, bei entsprechender Witterung verläßt man das Haus möglichst wenig.

Warme Unterkleidung

Von den physikalischen Maßnahmen eignen sich zur ergänzenden örtlichen Behandlung der Zystitis vor allem die folgenden:

Warme Auflagen auf die Blasengegend

- *Warme Auflagen auf die Blasengegend*, die Schmerzen und Verkrampfungen lindern und die Abheilung der Entzündung fördern. Dazu kann man einfach ein grobes Leintuch passend zusammenfalten, so daß es die gesamte Blasengegend bedeckt; es wird in warmes (gut verträgliches, nie zu heißes) Wasser getaucht, ausgewrungen und aufgelegt. Darüber kommt ein trockenes Leintuch, das man aber nicht nur auflegt, sondern um den Unterleib herumwickelt, und darauf in gleicher Weise als äußerer Abschluß ein Wolltuch, das verhindert, daß die Wärme zu rasch entweicht. Die Anwendung dauert 1–1 1/2 Stunden, danach ruht man noch mindestens 30 Minuten lang im vorgewärmten Bett.

Heublumenauflage

- Wirksamer als die einfache Tuchauflage ist die *Heublumenauflage*, die man als fertige Kompresse in der Apotheke kauft und nach Gebrauchsanweisung verwendet.

Heublumen zeichnen sich durch ihre besonders gut schmerzlindernde und entzündungshemmende Wirkung aus.Je nach Schwere des Krankheitsbilds werden Blasenauflagen 2- bis 4mal täglich angewendet.

Ansteigende Sitzbäder

- *Ansteigende Sitzbäder* kann man in einer speziellen Sitzbadewanne, aber auch in jeder üblichen Wanne im Badezimmer anwenden. Das Wasser wird so hoch eingefüllt, daß es bis zur Höhe der Nieren reicht; Unterschenkel und Füße bleiben außerhalb des Wassers, am besten legt man sie auf den Wannenrand. Beim ansteigenden Sitzbad beträgt die Wassertemperatur zunächst 36–37 Grad; innerhalb von 10 Minuten läßt man immer wieder einen Schwall heißes Wasser zufließen (Vorsicht, damit man sich nicht verbrüht), bis die Wassertemperatur auf etwa 40 Grad angesteigen ist. Um Wärmeverluste zu vermeiden, hüllt man den Oberkörper und die Wanne in große Wolltücher ein. Sobald der Schweiß kräftig ausbricht, beendet man nach ungefähr 20 Minuten das Bad und ruht noch 1 Stunde im warmen Bett.
  Ansteigende Sitzbäder lindern Schmerzen und Verkrampfungen der Harnorgane gut, werden aber nicht immer vertragen; wer an Herz-Kreislauf-Beschwerden leidet, darf sie erst nach fachlicher Zustimmung anwenden, am besten immer nur am Vormittag. Im allgemeinen genügen wöchentlich 2–3 ansteigende Sitzbäder zur ergänzenden Behandlung.

Warme Fußbäder

- *Warme Fußbäder* sind vor allem dann zur unterstützenden Therapie angezeigt, wenn die Patienten an chronisch kalten Füßen leiden (meist bei Frauen). Genaugenommen handelt es sich dabei um ein Unterschenkelbad, denn das Wasser soll bis über die Wadenmitte reichen. Man verwendet dazu ein Gefäß für beide Beine oder für jedes Bein ein gesondertes Gefäß (z. B. Eimer). Die Wassertemperatur soll 38–39 Grad betragen. Darin badet man die Beine 15–20 Minuten lang. Reflektorisch werden dadurch die Blasenfunktionen günstig beeinflußt. Nach dem Bad ruht man noch 30 Minuten im Bett.

Ansteigendes Fußbad

- Bei stärkeren Verkrampfungen der Harnorgane kann das *ansteigende Fußbad* besser geeignet sein. Es beginnt mit etwa 36 Grad, durch Zufügen von heißem Wasser erhöht man innerhalb von 10 Minuten auf 39–40 Grad und beendet, wenn kräftig der Fußschweiß ausbricht. Warme und ansteigende Fußbäder können 2- bis 3mal täglich durchgeführt werden.

Wassertreten

- *Wassertreten* kommt erst dann in Frage, wenn die akute Blasenentzündung weitgehend ausgeheilt ist, und dient dann der vorbeugenden Abhärtung. Man füllt dazu die Badewanne so hoch mit kaltem Wasser, daß es ungefähr bis zur Wadenmitte reicht. Darin geht man etwa 2 Minuten auf und ab, wobei man mit jedem Schritt einen Fuß ganz aus dem Wasser hebt. Als Reaktion kommt es zur angenehmen Erwärmung der Füße. Bei ständiger Durchführung trainiert Wassertreten gut die Gefäßregulation und allgemein die Abwehrregulationen, so daß man zukünftig besser vor Infektionen geschützt ist.

Auch Fehl- und Mißbildungen der Harnwege können Ursache sein

Wenn alle bisher genannten Maßnahmen (einschließlich Antibiotika) eine Blasenentzündung nicht dauerhaft ausheilen, sollte unbedingt gründlich auf kleine Fehl- und Mißbildungen der ableitenden Harnwege untersucht werden, die in solchen Fällen erfahrungsgemäß nicht selten bestehen, aber oft als mögliche Ursache „vergessen" werden. Ferner sind Steinleiden und Tumoren sorgfältig durch Untersuchung auszuschließen.

Tumoren der Harnblase

Sie treten vorwiegend bei Männern auf

Alle Geschwülste der Harnblase treten vorwiegend bei Männern auf. Fast ausschließlich handelt es sich dabei um primäre Tumoren, die von der Blase selbst ausgehen; nur bei 1 % der Fälle wuchern die Geschwülste von außen in die Harnblase hinein, vor allem von der Vorsteherdrüse oder vom Dickdarm ausgehend. Selbsthilfe ist nie möglich, beim geringsten Verdacht auf einen Tumor muß der Therapeut zugezogen werden!

Gutartige Blasengeschwülste

Die Ursachen des Blasenpapilloms sind nicht ausreichend bekannt

Die Ursachen des zunächst gutartigen *Blasenpapilloms* sind heute noch nicht ausreichend bekannt. Es handelt sich dabei um eine typische Alterskrankheit, die meist nach dem 50. Lebensjahr beginnt und zu 75 % Männer betrifft. Die Diagnose kann nur durch Zystoskopie und Röntgenaufnahmen gestellt werden, da keine eindeutigen Symptome auftreten.

Die Wucherung geht von der Blasenschleimhaut aus, und zwar beginnt sie bevorzugt am Blasenboden und bezieht die Einmündungen der Harnleiter und der Harnröhre mit ein. Teils liegt ein einzelner Tumor vor, der bis gänseeigroß werden kann, teils dehnt sich die Geschwulst flächenhaft in der Blase aus. Die Symptomatik richtet sich nach Größe und Ausdehnung des Tumors. Zu den wichtigsten Beschwerden gehören:

Wichtigste Beschwerden

- unangenehmes leichtes Druckgefühl in der Blase, aber keine oder allenfalls leichte Schmerzen;
- meist blutiger Urin, aber nicht jede Harnentleerung muß von Blutungen begleitet sein; zum Teil läßt sich das Blut nur labordiagnostisch im Harn nachweisen;
- Abschwächung des Harnstrahls, wenn der Tumor allmählich den Blasenhals einengt; als Komplikation droht dann Rückstau des Urins in die Nieren, die dadurch schwer geschädigt werden.
- In manchen Fällen bestehen zusätzlich Symptome einer Blasenentzündung (s. d.).

Therapie

Die Therapie kann sich in leichteren Fällen auf homöopathische und pflanzliche Mittel wie bei Blasenentzündung beschränken. Wenn der Tumor stärkere Beschwerden verursacht oder die Harnentleerung erheblich einschränkt, muß er in der Regel chirurgisch entfernt werden. In jedem Fall ist eine regelmäßige zystoskopische Beobachtung der Geschwulst erforderlich; denn es besteht immer die Gefahr krebsiger Entartung. Auch nach chirurgischer Entfernung sind regelmäßige Kontrolluntersuchungen notwendig, da ein recht hohes Rückfallrisiko besteht.

Hohes Rückfallrisiko

Krebs der Harnblase

Das Blasenkarzinom ist die zweithäufigste Krebskrankheit des Urogenitalsystems (an 1. Stelle steht der Vorsteherdrüsenkrebs). Männer leiden ungefähr 3mal häufiger als Frauen daran, vorwiegend beginnt die Krankheit nach dem 50. Lebensjahr. Die Heilungschancen gelten grundsätzlich als ungünstig, obwohl der Blasentumor recht langsam wuchert und erst spät zur Metastasierung neigt. Da aber die Warnzeichen oft viel zu lange mißachtet werden, kann die Diagnose in vielen Fällen erst zu spät gestellt werden. Bei jedem 5. Patienten besteht dann bereits ein ausgedehnter Tumor, der tiefer in die Blasenmuskelwand vorgedrungen ist oder sogar schon zu Tochtergeschwülsten in den benachbarten Lymphknoten geführt hat. In solchen fortgeschrittenen Fällen sind die Überlebensaussichten wesentlich ungünstiger.

Beginnt meist nach dem 50. Lebensjahr

Ursachen sind noch unbekannt

Die Ursachen des Blasenkarzinoms kennt man heute noch nicht genau. Möglicherweise spielen im Einzelfall chronische Blasenentzündungen dabei eine Rolle. Jedenfalls gehen die meisten Krebsgeschwülste der Harnblase von gutartigen Papillomen der Schleimhaut aus, die deshalb als mögliches Krebsvorstadium regelmäßig zystoskopisch überwacht werden müssen.

Zusammenhang zwischen Blasenkrebs und Zigarettenrauchen

Außerdem besteht ein eindeutiger Zusammenhang zwischen Blasenkrebs und Zigarettenrauchen; denn ein Teil der inhalierten Schadstoffe des Tabakrauchs wird mit dem Urin ausgeschieden und kann deshalb die Blasenschleimhaut schädigen.

Ferner sind Arbeiter in der Gummi-, Leder-, Textil- und Farbstoffindustrie stärker gefährdet, weil sie mit bestimmten Stoffen (aromatische Amine) in Kontakt geraten, die als krebserzeugend gelten und ebenfalls mit dem Urin ausgeschieden werden.

Warnzeichen des Blasenkarzinoms

Im Frühstadium keine Schmerzen

Auch der Blasenkrebs führt (wie viele Krebskrankheiten) im Frühstadium zu keinen eindeutigen Symptomen, insbesondere zu keinen Schmerzen, die den Patienten zwingen, frühzeitig den Therapeuten aufzusuchen. Deshalb wird die Erkrankung vielfach lange verschleppt, bis auch die Naturmedizin nur noch lindern, aber nicht mehr heilen kann. Hinzu kommt, daß nicht wenige Menschen eine gewisse Scheu haben, sich mit ihren Ausscheidungen zu beschäftigen, so daß sie Veränderungen (vor allem Blut im Urin) allenfalls zufällig bemerken.

Zystoskopische Untersuchung

Frühzeitig genau diagnostizieren läßt sich das Blasenkarzinom nur durch zystoskopische Untersuchung. Das setzt voraus, daß man beim geringsten Verdacht sofort den Therapeuten zur weiteren Abklärung aufsucht und die Angst vor einem positiven Befund ebenso wie falsche Scham überwindet.

Wichtigste mögliche Warnzeichen

Als wichtigste mögliche Warnzeichen, die auch der medizinische Laie erkennen kann, gelten beim Blasenkarzinom:

- *Unterschiedlich starke, mit bloßem Auge wahrnehmbare Blutbeimengungen im Urin*, die aber nicht bei jeder Harnentleerung auftreten müssen; es gibt auch Zeiten, in denen kein Blut entleert wird, was oft als „Entwarnung" mißverstanden wird. Grundsätzlich muß man Blut im Harn immer als Krebswarnzeichen betrachten, bis die genauen Ursachen durch eine Untersuchung ermittelt wurden!
- *Abnorm häufiger Harndrang mit Entleerung geringer Urinmengen* kann ein weiteres Anzeichen des Blasenkarzinoms sein, das recht früh auftritt.
- Später kommen *Schmerzen beim Wasserlassen* hinzu, die in die Aftergegend und bei Männern in den Penis ausstrahlen.
- In fortgeschrittenen Fällen treten die *Schmerzen auch in der Blasengegend* auf, der Harnstrahl wird vermindert.

Das alles sind aber keine eindeutigen Krebswarnzeichen, sie können auch auf andere Blasenkrankheiten hinweisen. Klarheit bringt erst die baldige fachliche Untersuchung.

Verlauf der Krankheit

Das Karzinom beginnt in der Schleimhaut

Das Blasenkarzinom beginnt zunächst in der Schleimhaut. Als Krebsvorstadium bestand zuvor häufig unterschiedlich lange ein gutartiges Blasenpapillom, das nicht rechtzeitig entfernt oder zumindest regelmäßig zystoskopisch beobachtet wurde. Allmählich wächst der Tumor dann immer tiefer in die Blasenwand ein.

Wenn in diesem lokal begrenzten Stadium keine erfolgreiche Behandlung durchgeführt wird, treten im weiteren Verlauf Tochtergeschwülste auf. Sie betreffen häufig zuerst die regionalen Lymphknoten, erst später kommen dann Fernmetastasen vorwiegend in Leber, Lungen und Gehirn vor.

Tochtergeschwülste

Wenn der Tumor die Blasenwand ganz durchbrochen hat, erfaßt er benachbarte Organe, hauptsächlich das Genitalsystem, den Dickdarm und die Knochen des Beckens und der Lendenwirbelsäule. Skelettmetastasen können durch Verschleppung von Tochterzellen aber auch weiter entfernt vom Beckenraum entstehen.

Gelegentliche Blutbeimengungen im Urin

Der Krankheitsverlauf beginnt mit gelegentlichen Blutbeimengungen im Urin. Später enthält der Harn dann ständig Blut, teilweise handelt es sich um massive Blutungen.

> Die praktische Erfahrung lehrt, daß dieses Symptom bei den Betroffenen zwar durchaus den Gedanken an Krebs aufkommen läßt, den nicht wenige aber selbst bei Dauerblutungen wieder verdrängen und sich einreden, die Blutungen kämen schon wieder von selbst zum Stehen. Verstärkt wird diese Neigung zur Verdrängung durch die Tatsache, daß die Blutungen nicht mit Schmerzen einhergehen und deshalb verharmlost werden.

Störungen der Blasenentleerung

Im weiteren Verlauf des Blasenkarzinoms treten dann zunehmend Störungen der Blasenentleerung auf. Das Urinieren wird erschwert und erfordert zunächst mehr Preßdruck durch die Bauchmuskulatur, der Harnstrahl verdünnt sich. Die Symptome ähneln zum Teil denen einer Blasenentzündung. Da Harn in der Blase zurückgehalten wird, erhöht sich das Risiko einer Zystitis und des Rückstaus von Urin bis ins Nierenbecken.

Erst spät Schmerzen an der Blase

Die fortschreitende Krankheit verursacht erst relativ spät zunehmende Schmerzen. Sie treten an der Blase selbst und beim Durchbruch des Tumors durch die Blasenwand an benachbarten Organen auf. Außerdem können sie die Lendengegend betreffen, wenn der wachsende Tumor einen Harnleiter einengt. Sobald die Schmerzen stark genug geworden sind, daß die Patienten endlich den Therapeuten aufsuchen, ist die Prognose ungünstig, eine dauerhafte Heilung kaum mehr erreichbar.

Durch Metastasierung kommt es im Verlauf des Blasenkarzinoms meist auch zur Anschwellung der Lymphknoten in der Leistengegend. Außerdem können chronische Kreuzschmerzen auftreten, wenn Tochtergeschwülste die Lendenwirbel betreffen. Zum Teil sind die Kreuzschmerzen aber unabhängig von der Metastasierung Ausdruck einer Nierenschädigung durch Rückstau von Harn; das kann durch Nierenversagen tödlich enden.

Zusätzliche Schmerzen und andere Symptome treten bei Fernmetastasen an den betroffenen Organen auf, hauptsächlich an Leber und Lungen, die als große Blutfilter besonders oft mit Tochterzellen in Kontakt kommen. Ferner sind beim Blasenkarzinom in weit fortgeschrittenem Stadium Metastasen im Gehirn mit entsprechenden Störungen der Hirnfunktionen und im gesamten Skelettsystem (Knochenschmerzen, -schwellungen) möglich. Allerdings treten solche Fernmetastasen beim Blasenkrebs nicht so häufig auf, weil bei dieser Krebsform das örtliche invasive Wachstum im Vordergrund steht.

Die Überlebenszeit beträgt maximal 2 Jahre

Unbehandelt endet das fortgeschrittene Blasenkarzinom bald tödlich. Aber auch wenn eine intensive Therapie durchgeführt wird, beträgt die Überlebenszeit beim zu spät diagnostizierten Blasenkrebs nach der Operation oft nur maximal 2 Jahre.

Heilverfahren bei Blasenkrebs

Bei Frühdiagnose ist eine Heilung möglich

Das Ziel jeder Therapie, die vollständige Heilung, läßt sich bei Frühdiagnose des Blasenkarzinoms durchaus erreichen. Am günstigsten sind die Chancen, wenn schul- und naturmedizinische Maßnahmen miteinander kombiniert werden; denn sie greifen den Krebs von verschiedenen Seiten an.

Therapie der Schulmedizin

Die Schulmedizin führt bei noch nicht weit fortgeschrittenen Blasentumoren in erster Linie die chirurgische Entfernung durch. Das ist heute zum Teil ohne Bauchöffnung durch die Harnröhre möglich; unter anderem können durch sie Elektro- und Lasergeräte zur Vernichtung des Tumors in die Blase eingeführt werden. Wenn der Tumor allerdings schon weiter in die Blasenwand vorgedrungen ist oder sich stärker ausgedehnt hat, kann eine teilweise oder vollständige Entfernung der Blase erforderlich werden. Danach bildet man eine Ersatzblase, die weiterhin einen kontrollierten Harnabgang ermöglicht.

Diese chirurgischen Maßnahmen werden auch von der Natur-

Der Tumor ist das örtliche Symptom einer langjährigen Allgemeinkrankheit

medizin grundsätzlich befürwortet. Sie begnügt sich aber nicht mit der operativen Entfernung des Tumors, der aus naturmedizinischer Sicht* immer nur das örtliche Symptom einer langjährigen Allgemeinkrankheit darstellt. Vereinfacht gesagt wird diese allgemeine Erkrankung durch Störung der Atmungs- und Stoffwechselvorgänge in den Zellen und durch Schwächung der körpereigenen Abwehrkräfte gekennzeichnet.

Die biologische Krebsmedizin versucht, die Zellfunktionen zu normalisieren

Deshalb versucht die biologische Krebsmedizin, als Grundvoraussetzungen für die vollständige Ausheilung die Zellfunktionen wieder zu normalisieren und das Immunsystem zu aktivieren. So wird der Krebs endgültig überwunden und Rückfällen vorgebeugt. Die dazu notwendigen Maßnahmen können hier nicht genauer beschrieben werden, dazu gibt es genügend einschlägige Literatur. Unter anderem gehören dazu allgemeine Umstimmung durch Krebsdiät, Mistel-, Enzym- und Thymustherapie, nicht zuletzt oft ergänzende Psychotherapie; denn seelische Faktoren spielen bei Krebs wohl immer eine gewisse Rolle.

Operation kann angezeigt sein

Besteht bereits ein ausgedehntes Blasenkarzinom mit Metastasen, kann eine Operation zur Grundbehandlung ebenfalls angezeigt sein und durch Naturheilverfahren wirkungsvoll ergänzt werden.

Zusätzlich wendet die Schulmedizin in solchen Fällen oft die Radiotherapie (Bestrahlungen), bei Fernmetastasen auch zellwachstumshemmende Arzneimittel (Zytostatika) an. Allerdings sind die Erfolgsaussichten dieser Therapien insgesamt unbefriedigend, die Überlebenszeit wird oft nur geringfügig erhöht und die Lebensqualität durch die häufig schwerwiegenden Nebenwirkungen erheblich beeinträchtigt.

> Deshalb wird ein naturmedizinisch orientierter Therapeut sorgfältig abwägen, ob eine Behandlung mit natürlichen Heilverfahren, die durch notwendige Schmerzmittel ergänzt wird, im Grunde nicht den gleichen Zweck erfüllt, die Lebensqualität aber lange Zeit noch deutlich verbessern kann.

*Dieses ganzheitliche Verständnis der Krebskrankheit und die sich daraus ergebenden thera peutischen Konsequenzen erklärt das Buch „Krebs vorbeugen“ von Gerhard Leibold, erschienen im Dr. Werner Jopp Verlag, Wiesbaden, ISBN 3-926955-11-2.

Natürliche Heilmethoden können manchmal eine Besserung bewirken

Ohnehin sind Radio- und Zytostatikatherapie aus der Sicht der Naturmedizin eher suspekt, weil dadurch die körpereigenen Abwehrkräfte noch stärker eingeschränkt werden. Natürliche Heilmethoden dagegen können manchmal selbst in scheinbar aussichtslosen Fällen noch eine lang anhaltende Besserung oder gar Heilung bewirken. Jedenfalls sollte die Entscheidung über die weitere Therapie immer je nach Einzelfall erfolgen, nicht routinemäßig durch Bestrahlungen und Medikamente behandelt werden, wie es leider meist geschieht. Es ist kaum zu rechtfertigen, den Krebskranken den Nebenwirkungen solcher Therapien auszusetzen, wenn alternative „sanfte" Heilverfahren zu ähnlichen oder besseren Ergebnissen führen können.

Es sei nochmals eindringlich hervorgehoben:

Die Chancen, ein Blasenkarzinom vollständig zu heilen, sind desto günstiger, je eher der Patient auch einfache mögliche Warnzeichen untersuchen läßt, damit im Frühstadium eine naturmedizinische Behandlung eingeleitet werden kann.

Das Blasenhalsadenom bei Männern

Gehört eigentlich nicht zu den Blasenleiden

Strenggenommen gehört diese verbreitete Krankheit nicht zu den Blasenleiden; denn sie geht von der männlichen Vorsteherdrüse aus. Da sie aber die Blasenfunktionen erheblich in Mitleidenschaft zieht, soll die Erkrankung in diesem Buch doch kurz vorgestellt werden. Zur ausführlichen Information verweisen wir auf die einschlägige Literatur zu diesem Thema*.

---

*Über das Blasenhalsadenom und andere Prostatakrankheiten informiert ausführlich das Buch „Männerkrankheiten" von Gerhard Leibold, erschienen im Dr. Werner Jopp Verlag, Wiesbaden, ISBN 3-926955-46-5.

Verbreitung und Ursachen

Eine typische Krankheit des älteren Mannes

Das Blasenhals- oder Prostataadenom, fälschlicherweise auch als Prostatahypertrophie bezeichnet, tritt ausschließlich bei Männern auf, da Frauen keine Vorsteherdrüse besitzen. Es gehört zu den typischen Krankheiten des alternden Mannes und beginnt in der Regel nach dem 50. Lebensjahr. Man schätzt, daß sich bei 50–60 % aller Männer nach dem 50. Lebensjahr allmählich ein Prostataadenom entwickelt, von den über 70jährigen leiden sogar bis zu 80 % daran. Allerdings führt die Krankheit längst nicht bei allen Betroffenen zu nennenswerten Beschwerden, bei etwa der Hälfte kann die gutartige Vergrößerung auch „stumm" bleiben.

Wucherung von Drüsenanteilen

Einfach gesagt kommt es beim Blasenhalsadenom zur Wucherung der ursprünglich weiblich angelegten Drüsenanteile, welche die Harnröhre unmittelbar unter dem Blasenhals umgeben. Das Adenom geht also nicht vom Gewebe der Vorsteherdrüse selbst, sondern von diesen besonderen Drüsen aus. Allerdings wird durch deren Wucherung die Vorsteherdrüse allmählich verdrängt, so daß sie am Ende das Adenom nur noch schalenartig als flache Kapsel umgibt.

Mögliche Ursache

Die Ursachen dieser krankhaften Entwicklung sind bisher noch nicht endgültig geklärt. Man diskutiert verschiedene Faktoren, von denen folgende Theorie bisher am wahrscheinlichsten ist: Mit der altersbedingt langsam nachlassenden Produktion männlicher Geschlechtshormone (Androgene) ab der Lebensmitte verändert sich die Relation der Androgene zu den Östrogenen (weibliche, auch beim Mann vorhandene Sexualhormone) derart, daß die von den Östrogenen beeinflußten „weiblichen" Drüsenanteile zu wuchern beginnen. Darüber hinaus gibt es Hinweise darauf, daß der heute übliche übermäßige Fettverzehr diesen Prozeß beschleunigt, weil Fette den Hormonhaushalt mitbeeinflussen.

Aber wie gesagt, bei diesen Vorstellungen handelt es sich um noch nicht endgültig bewiesene Theorien, die das Blasenhalsadenom aber einigermaßen zufriedenstellend erklären könnten.

Stadien der Krankheit

Klinisch verläuft das Blasenhalsadenom in 3 Stadien. Es kann in einem frühen Stadium für lange Jahre zum Stillstand kommen, aber auch relativ schnell bis zum Endstadium fortschreiten.

Stadium 1

Stadium 1 (kompensiertes Reizstadium) wird gekennzeichnet durch häufigen, vor allem auch nächtlichen Harndrang. Der Harnstrahl wirkt schwächer und dünner, oft kommt er erst nach kurzer Wartezeit und durch den Preßdruck der Bauchmuskeln in Gang. Die Blase kann aber noch vollständig entleert werden. Wenn dieses Stadium jahrelang dauert, wird oft die Blasenmuskulatur überfordert, die Muskelstränge der Blasenwand verdicken sich und ragen balkenartig ins Blaseninnere vor (Balkenblase). Langes Sitzen, Stuhlverstopfung und Alkoholkonsum können das Krankheitsbild vorübergehend verschlimmern, durch Bewegung und Wärme bessert es sich bald wieder.

Stadium 2

Stadium 2 (Insuffizienzstadium) führt durch zunehmende Erschlaffung der Blasenwand dazu, daß der Harn nicht mehr vollständig entleert werden kann. Er bildet dann in der Blase auch einen guten Nährboden für Krankheitserreger, die zu Entzündungen der Blase und der anderen Harnwege oder auch schon des Nierenbeckens führen. Der unangenehme Harndrang nimmt zu, vor allem auch nachts, wobei aber jeweils nur kleine Portionen entleert werden.

Stadium 3

Endstadium 3 wird gekennzeichnet durch vermehrte Zurückhaltung von Urin in der Blase, der sich durch die Harnleiter bis ins Nierenbecken staut, Nierenschäden und beginnende Nierenschwäche mit zunehmender Harnvergiftung auslöst. Trotz übervoller Blase kann der Urin nur noch in kleinen Mengen entleert werden. Subjektiv bestehen jedoch nur geringe Beschwerden, da sich die Blase dem Zustand angepaßt hat. Das bedeutet aber keinesfalls, daß Stadium 3 nicht bedenklich wäre, im Gegenteil handelt es sich dabei um ein sehr ernstes Krankheitsbild, das meist nur noch chirurgisch behandelt werden kann. Unbehandelt drohen lebensgefährliche Komplikationen (s. unten).

Bei Verdacht sofortige Untersuchung

Beim Verdacht auf ein beginnendes Blasenhalsadenom soll rasch der Arzt zur Untersuchung aufgesucht werden. Durch Betasten der Prostata vom Enddarm her kann die Geschwulst meist schon zuverlässig diagnostiziert werden. Diese einfache Untersuchung sollten Männer ab dem 45. Lebensjahr routinemäßig jedes Jahr zur Vorsorge durchführen lassen; denn dabei erkennt man auch das Prostatakarzinom oft frühzeitig. Weitere Untersuchungen geben unter anderem noch Aufschluß darüber, ob und wie stark die Harnentleerung durch das Adenom eingeschränkt wird. Danach richtet sich dann die Therapie.

Die drohenden Komplikationen

Komplikationen in Stadium 1

Das Blasenhalsadenom kann lange Zeit im Stadium 1 stationär bleiben und keine stärkeren Beschwerden verursachen. In solchen Fällen droht als Komplikation nach einiger Zeit die Balkenblase mit zunehmenden Harnentleerungsstörungen. Auch Blaseninfektionen und die Bildung von Blasensteinen werden dadurch begünstigt.

Nierenfunktionsschwäche mit chronischer Harnvergiftung

Beim fortgeschrittenen Adenom erhöht sich das Risiko von Blaseninfektionen, die häufig in die Nieren aufsteigen. Harn staut sich in den Harnleitern empor bis in die Nieren. Als gefürchtetste Komplikation tritt dann zunehmende Nierenfunktionsschwäche mit chronischer Harnvergiftung ein, schließlich droht das tödliche Versagen der Nieren.

Als weitere häufige Komplikationen treten Infektionen der Harnröhre, Ausbuchtungen (Divertikel) der Blase, die platzen können, und Blutungen ein. Nicht auszuschließen ist außerdem, daß es im Verlauf der Krankheit zur Ausbildung eines Prostatakarzinoms kommt.

Die Komplikationen sind vermeidbar

Alle diese bedenklichen bis lebensbedrohlichen Komplikationen sind im allgemeinen vermeidbar, wenn man frühzeitig mit einer konservativen Therapie durch Naturheilmittel beginnt, die eine weitere Vergrößerung hemmen oder verhindern. Gelingt das nicht auf Dauer, darf bei fortgeschrittener Erkrankung die Operation nicht unnötig verzögert werden.

Therapie des Adenoms

Im 1. und beginnenden 2. Stadium des Adenoms genügt in der Regel eine Therapie mit natürlichen Heilmitteln. Ihr Ziel

Ziel der Naturheilmittel ist eine Kräftigung der Blasenmuskulatur

besteht darin, die Blasenmuskulatur zu kräftigen, damit die Harnentleerung verbessert wird, durch Desinfektion Infektionen zu vermeiden und das Adenomwachstum zu hemmen, möglichst sogar eine Verkleinerung der Geschwulst herbeizuführen. Auf diese Weise werden die Symptome meist deutlich und dauerhaft gebessert und Komplikationen verhütet.

Sabalfrüchte

Die Therapie muß fachlich je nach Einzelfall verordnet werden. Gut bewährt haben sich in der Praxis vor allem *Sabalfrüchte* (Zwergpalme), die als fertige pflanzliche oder homöopathische Arzneimittel verabreicht werden. Ergänzend empfehlen sich neben diesem Hauptmittel vor allem noch *Kürbissamen*, die auch abschwellend auf das Adenom wirken, *Krappwurzel* mit desinfizierender Wirkung, *Hauhechelwurzel* zur Anregung der Harnausscheidung, *Goldrute* zum Schutz der Nieren und *Sonnenhut* (Echinacea) zur Steigerung der körpereigenen Abwehrkräfte gegen Infektionen.

Kürbiskerne

Krappwurzel

Goldrute und Sonnenhut

Die Homöopathie gibt Goldrute ebenfalls, außerdem zum Teil noch Populus (Pappel) und andere, individuell angezeigte Wirkstoffe. Die Mehrzahl der fertigen Arzneimittel enthält mehrere dieser Bestandteile, die einander in ihrer Wirksamkeit ergänzen und verstärken.

Im allgemeinen kann das Krankheitsbild auf diese Weise lange Zeit ausreichend beeinflußt werden, nicht selten sogar ein Leben lang. Allerdings gelingt es nie, das vorhandene Adenom vollständig zurückzubilden.

Operation im fortgeschrittenen Stadium

Im fortgeschrittenen Stadium 2, spätestens aber im Stadium 3 und bei auftretenden Komplikationen können Medikamente nicht mehr viel ausrichten. Deshalb sollte das Adenom dann frühzeitig chirurgisch entfernt werden, ehe Folgekrankheiten eintreten. Diese Operation wird meist auch im höheren Alter gut vertragen. Wenn der Allgemeinzustand jedoch derart beeinträchtigt ist, daß nicht mehr operiert werden kann, bleibt als letzter Ausweg nur die Einführung eines Dauerkatheters in die Harnblase, damit überhaupt noch uriniert werden kann.

Dauerkatheter

Andere Erkrankungen der Harnblase

Zu den häufigsten weiteren Krankheiten der Blase gehört die chronische Reizblase, die vorwiegend bei Frauen auftritt. Außerdem können Divertikel der Blasenwand und Blasensteine eintreten. Diese Erkrankungen stehen oft in Beziehung zu anderen Blasenleiden.

Chronische Reizblase der Frau

Läßt sich nur schwer beeinflussen

Die Reizblase ist eine problematische Erkrankung, die sich oft nur schwer beeinflussen läßt und insbesondere auch psychisch stark belastet. Hauptsächlich tritt sie bei Frauen im mittleren und höheren Lebensalter auf, häufig nach vorangegangenen Blasen-, Nierenbecken-, Nierenentzündungen oder Operationen an Blase und Nieren. Männer leiden wesentlich seltener daran, bevorzugt auch jene über 50 Jahren, bei denen zum Teil eine leichte Vergrößerung der Vorsteherdrüse besteht.

Selten bei Männern

Mögliche Ursachen

Die Ursachen der Reizblase lassen sich oft nicht zufriedenstellend erklären. In Frage kommen neben den genannten vorangegangenen Entzündungen oder Operationen im Urogenitalbereich vor allem noch hormonelle Einflüsse und seelisch-nervöse Faktoren, teilweise auch sexuelle Probleme. Das kann immer nur im Einzelfall aufgeklärt und gezielt behandelt werden. Insbesondere die vegetativen Fehlfunktionen und psychischen Ursachen lassen sich oft schwer erkennen und beseitigen.

Die Symptome der Reizblase ähneln denen einer Blasenentzündung, die jedoch nicht besteht; auch andere organische Blasenveränderungen, die das quälende Krankheitsbild erklären könnten, lassen sich nicht nachweisen.

Unangenehmer, häufiger Harndrang

Im Vordergrund steht unangenehmer, häufiger Harndrang, wobei aber jeweils nur kleine Urinmengen entleert werden können. Die Harnentleerung kann von Brennen und Schmerzen begleitet werden, seltener treten krampfartige Schmerzen beim Urinieren auf; manchmal befindet sich Blut im Urin. Bei einem Teil der Patienten kommt es beim Husten und Lachen zum unkontrollierten Abgang kleiner Harnmengen, nach

Patienten sind meist leicht erregbar

der Urinentleerung kann der Harn nachträufeln. Die Patienten wirken meist leicht erregbar, gereizt und nervös. Durch kalte Getränke, Abkühlung und Durchnässung, nach Aufregungen und Geschlechtsverkehr verschlimmern sich die Symptome oft.

Schwierige Therapie

Die Therapie der chronischen Reizblase ist schwierig und erfordert viel Geduld. Wenn eine organische Ursache ausgeschlossen wurde, empfiehlt sich zur Grundbehandlung oft Entspannung mit positiver Selbstbeeinflussung nach fachlicher Anleitung, bei Bedarf ergänzt durch pflanzliche Beruhigungsmittel (wie Baldrian, Hopfen, Johanniskraut). Dadurch kann oft eine deutliche Besserung herbeigeführt werden.

Pflanzliche Fertigarzneimittel

Medikamentös behandelt man die chronische Reizblase vorwiegend durch pflanzliche Fertigarzneimittel, die tonisierend (kräftigend) und entspannend auf die Blasenmuskulatur wirken und die Harnausscheidung normalisieren. Neben Bärentraube, Birke und Hauhechel, die auch bei organischen Blasenentzündungen angezeigt sind, haben sich dazu *Kürbiskerne* und vor allem das *Schöllkraut* gut bewährt. Allerdings muß Schöllkraut als giftige Heilpflanze vorsichtig dosiert werden; es zeichnet sich durch seine muskelentkrampfende Wirkung aus.

Kürbiskerne und Schöllkraut

Homöopathische Mittel

Ferner können „maßgeschneiderte“ homöopathische Mittel verordnet werden, z. B. Cantharis D 4–D 6, Mandragora D 3, Solidago D 1–D 3 oder die beim Blasenhalsadenom genannten Sabalfrüchte D 1–D 2.

Heublumenkompressen

Zur physikalischen Therapie sind die bei Blasenentzündung genannten Heublumenkompressen auf die Blasengegend 2- bis 3mal täglich angezeigt. Man kann sie auch sinngemäß am Kreuz anwenden, die Wirkung auf die Blase kommt dann reflektorisch über das Nervensystem zustande. Am besten probiert man aus, ob die Kompresse auf der Blase oder im Kreuz besser hilft. Zusätzlich wendet man jeden 2. Tag ein Sitzbad (wie bei Blasenentzündung) an, das mit 36 Grad beginnt und innerhalb von 10 Minuten auf 38–39 Grad gesteigert wird.

Weitere physikalische Maßnahmen

Weitere physikalische Maßnahmen sind Bindegewebsmassagen am unteren Rücken, die die Blase beeinflussen, abhärtende Luftbäder, tägliche Gymnastik, Schwimmen und viel Bewegung an der frischen Luft, um die Konstitution und seelisch-nervöse Funktionen allgemein zu stärken.

Psychotherapeutische Aufarbeitung verdrängter Konflikte

Wenn im Einzelfall die psychischen Ursachen klar im Vordergrund stehen, hilft zum Teil nur die psychotherapeutische Aufarbeitung verdrängter Konflikte und anderer seelischer Probleme unter fachlicher Anleitung.

Durch eine umfassende körperlich-seelische Therapie gelingt es fast immer, die Reizblase wenigstens deutlich zu lindern.

Ausreichend lange Therapie

Mit den Restsymptomen darf man sich aber nicht zu früh abfinden; denn durch eine ausreichend lange Therapie lassen sich oft auch die Erkrankungen noch ausheilen, die vorher jahrelang unbeeinflußbar bestanden.

Divertikel der Blasenwand

Sackartige Ausstülpungen an der Harnblase

Als Divertikel bezeichnet man sackartige Ausstülpungen, die unter anderem am Darm oder eben an der Harnblase auftreten. Sie stehen durch eine unterschiedlich weite Öffnung mit dem Blaseninneren in Verbindung, nehmen also auch Urin auf; je nach Größe kann ein Divertikel sogar mehr Harn als die Blase selbst fassen.

Komplikation einer anderen Erkrankung

Zum Teil sind Blasendivertikel angeboren, häufiger entwikkeln sie sich aber erst im Lauf des Lebens als Komplikation einer anderen Erkrankung. Besonders häufig entstehen die Ausstülpungen der Blasenwand, wenn sich infolge von Harnentleerungsstörungen eine Balkenblase entwickelt, wie es vor allem beim Blasenhalsadenom (s. d.), bei chronischer Prostataentzündung, Verengung der Harnröhre oder Schließmuskelstörungen der Fall ist. Ferner kann es nach Verletzungen oder chirurgischen Eingriffen in der Blasenregion zu Divertikeln kommen. Meist handelt es sich bei den Betroffenen um Menschen jenseits der Lebensmitte.

Mögliches Warnzeichen ist die Doppelmiktion

Genau diagnostizieren kann man Blasendivertikel nur durch Zystoskopie und Röntgenaufnahmen. Mögliches Warnzeichen ist die *Doppelmiktion*, es kommt also nach der Entleerung von Urin zum erneuten Harndrang, damit der Resturin aus den Divertikeln entleert werden kann.

Komplikationen

Als Komplikationen treten vor allem Infektionen der Blase und Blasensteine auf, in den Divertikeln können sich auch Geschwülste bilden.

Grundsätzlich müssen Blasendivertikel chirurgisch entfernt werden. Sinnvoll ist die Operation aber nur dann, wenn auch die Ursachen der Harnentleerungsstörung behoben werden, weil sich die Divertikel sonst erneut (an anderer Stelle) bilden. Wenn eine Operation nicht möglich ist, kann eine Harnröhrendrainage angezeigt sein, um den ausreichenden Abfluß des Urins zu gewährleisten. Zusätzlich können Blasenspülungen zur Vorbeugung von Entzündungen notwendig werden.

Harnröhrendrainage

Steine in der Harnblase

Vorwiegend bei älteren Männern

Diese Erkrankung tritt vornehmlich bei älteren Männern auf. In der Harnblase befinden sich einzelne oder mehrere Steine, die bis hühnereigroß werden können.

Primäre Blasensteine

Primäre Blasensteine, die sich erst in der Harnblase bilden, kommen seltener vor. Meist entstehen sie dann, wenn bei Störungen der Harnentleerung (vor allem durch Blasenhalsadenom, Blasendivertikel) der Urin in der Blase zurückgehalten und zu stark konzentriert wird; dann werden aus dem Harn Konkremente ausgeschieden, die allmählich an Größe zunehmen.

Sekundäre Blasensteine

Häufiger handelt es sich jedoch um *sekundäre Blasensteine*, die in den Nieren gebildet wurden (s. Nierensteine, Seite 90) und durch die Harnleiter in die Blase abgingen, aber nicht über die Harnröhre ausgeschwemmt wurden. Ursprünglich können sie sehr klein sein, aber im Lauf der Zeit lagern sich aus dem Urin immer mehr Konkremente an.

Warnzeichen

Warnzeichen der Blasensteine sind häufiger Harndrang mit Entleerung kleiner Urinmengen, die Blut enthalten können, und Schmerzen in der Blasengegend. Häufig besteht als Begleiterkrankung eine Blasenentzündung. Die genaue Diagnose von Blasensteinen ist nur durch Röntgenaufnahmen und Zystoskopie möglich.

Die einzige sichere Therapie erfolgt chirurgisch

Es gibt keine zuverlässige Methode, um kleine Blasensteine auszutreiben oder medikamentös aufzulösen. Die einzige sichere Therapie erfolgt chirurgisch. Oft ist es möglich, ein Gerät durch die Harnröhre in die Blase einzuführen, das die Blasensteine zertrümmert; die Reste gehen dann auf natürliche Weise durch die Harnröhre ab. Im Einzelfall läßt sich aber eine operative Öffnung der Blase zur Steinentfernung nicht umgehen.

Krankheiten der Harnwege

Erkrankungen der Harnröhre und Harnleiter treten oft nicht isoliert, sondern gemeinsam mit Blasen- oder Nierenleiden auf. Häufig kommen entzündliche Erkrankungen vor, aber auch Mißbildungen und Verengungen der Harnröhre sind keine Seltenheit.

Harnleiter- und Harnröhrenentzündung

Entsteht durch Infektionen

Die Entzündung der Harnleiter entsteht vorwiegend durch aufsteigende Infektion aus der Blase oder absteigend aus den Nieren, seltener durch Verschleppung von Erregern auf dem Blut- und Lymphweg. Schmerzen und Krämpfe der betroffenen Harnleiter sind mögliche Warnzeichen, der Schmerz strahlt meist in den unteren Rücken aus. Diese Symptome an den Harnleitern gehen jedoch meist in den Beschwerden unter, die mit der Blasen- oder Nierenentzündung (s. d.) verbunden sind.

Diagnose nur durch fachliche Untersuchung

Eine genaue Diagnose der Harnleiterentzündung ist nur durch fachliche Untersuchung möglich. Behandelt wird wie bei Blasen- und Nierenentzündung. Wenn Koliken im Vordergrund der Symptomatik stehen, muß auch an einen im Harnleiter eingeklemmten Nierenstein (s. d.) gedacht werden.

Ursachen

Die Entzündung der Harnröhre entsteht häufig durch Infektion mit verschiedenen Bakterien, Viren, Pilzen und anderen Erregern. In zunehmendem Maße wird sie in den westlichen Industrienationen heute auch sexuell übertragen; teils handelt es sich dann um die Geschlechtskrankheit Gonorrhö (Tripper), teils um eine nicht durch Gonorrhöerreger verursachte Infektion. Nicht selten werden Krankheitserreger auch beim Einführen von Kathetern, bei Blasenspülungen oder sexuellen Manipulationen mit Hilfsmitteln (Selbstbefriedigung) eingeschleppt. Schließlich kann die Harnröhrenentzündung durch Zucker im Urin bei Diabetes, scharfe Gewürze, Nierensteine, Verhütungsmittel oder allergische Reaktionen begünstigt oder verursacht werden. Bei verschiedenen Erkrankungen tritt sie als Begleiterscheinung auf, z. B. bei Mumps oder Grippe.

Da sich die Ursachen, nach denen sich die gezielte Therapie richtet, erst durch fachliche Untersuchung genau ermitteln lassen, muß auch bei leichten Beschwerden der Fachmann zugezogen werden.

Typische Warnzeichen

Als typische Warnzeichen treten Brennen und Jucken in der Harnröhre beim Wasserlassen, glasig-schleimiger Ausfluß aus der Harnröhre und erschwertes Harnlassen auf.

Pflanzliche und homöopathische Mittel haben sich bewährt

Die Therapie entspricht in einfachen Fällen weitgehend der bei einer Blasenentzündung (s. Seite 30 ff.). Insbesondere pflanzliche Arzneimittel mit Bärentraubenblättern als Hauptbestandteil und die homöopathischen Mittel Cantharis D 4, Lamium album D 1–D 2 und Petroselinum D 4 haben sich gut bewährt. Allerdings können Infektionen (insbesondere Gonorrhö) auch die Einnahme von Antibiotika zwingend erforderlich machen. Grundsätzlich ist bei sexuell übertragenen Infektionen immer eine Behandlung beider Sexualpartner notwendig.

Ansteigende Sitzbäder

Ernährung

Als ergänzende physikalische Maßnahme empfehlen sich die bei Blasenentzündung beschriebenen ansteigenden Sitzbäder. Eine spezielle Diät gibt es nicht, aber die Ernährung muß scharfe Gewürze, Räucher-, Pökelwaren, Alkohol und Kaffee bis zur Ausheilung vermeiden.

Ausreichend lange Behandlung

Da es recht häufig zu Rückfällen kommt, muß die Behandlung ausreichend lange durchgeführt werden, damit alle Erreger vernichtet werden und keine Komplikationen an der Harnblase oder den Geschlechtsorganen auftreten.

Mißbildung der Harnleiter

Häufiges Vorkommen

Angeborene, seltener erst im Lauf des Lebens durch andere Erkrankungen erworbene Fehl- und Mißbildungen der Harnleiter kommen recht oft vor. Sie werden nicht immer frühzeitig diagnostiziert, weil sie keine stärkeren Beschwerden verursachen müssen.

Mögliches Warnzeichen

Ein mögliches Warnzeichen sind häufig wiederkehrende oder chronische Entzündungen der Harnorgane, die trotz intensiver Behandlung nie dauerhaft ausheilen. In solchen Fällen muß durch urologische Untersuchung geklärt werden, ob eine Mißbildung vorliegt.

Es gibt verschiedene Harnleitermißbildungen, die hier nicht weiter beschrieben werden müssen, da nur der Fachmann sie erkennt. Unter anderem können die Harnleiter falsch einmünden, z. B. außerhalb der Blase in die Harnröhre, in den Gebärmutterhals oder in die Scheide. Das führt zu unterschiedlichen Störungen der Harnentleerung, beispielsweise zu ständigem Harnträufeln oder Rückstau des Urins. Auch ballonförmige Auftreibungen der Harnleiter oder blinde Einmündungen sind möglich.

Operation so früh wie möglich

Die Therapie besteht immer in einer Operation, bei der man heute die Fehl- und Mißbildungen fast immer korrigieren kann. Der chirurgische Eingriff soll so früh wie möglich erfolgen, um ernstere Schäden an den anderen Harnorganen zu verhindern.

Verengung der Harnröhre

Sie behindert die Harnentleerung

Die Verengung der Harnröhre tritt unterschiedlich stark auf und behindert die Harnentleerung. Ein auffällig dünner Harnstrahl mit Restharn in der Blase nach dem Wasserlassen gehört zu den typischen Warnzeichen, in schweren Fällen kann es zur Harnverhaltung mit drohender Harnvergiftung kommen. Da der zurückgehaltene Urin einen günstigen Nährboden für Krankheitserreger darstellt, entwickeln sich häufig Blasen-Harnröhren-Entzündungen.

Harnröhrenstriktur

Die *Harnröhrenstriktur* entsteht aus verschiedenen Ursachen, die im Einzelfall genau abgeklärt werden müssen. Oftmals wird die Harnröhre durch Narben eingeengt, die nach ausgedehnten Entzündungen zurückblieben. Andere Ursachen sind Geschwülste, eingeklemmte Blasensteine oder Fremdkörper, die zum Beispiel bei sexuellen Manipulationen eingeführt wurden und nicht mehr entfernt werden können.

Therapie hängt von den Ursachen ab

Die Therapie hängt von den Ursachen ab. Steine und Fremdkörper müssen chirurgisch aus der Harnröhre entfernt werden. Wenn Vernarbungen vorliegen, kann die Harnröhre durch spezielle Sonden wieder gedehnt werden. Geschwülste entfernt man möglichst ebenfalls operativ.

Störungen der Harnausscheidung

Bei den *Miktionsstörungen* (Störungen des Harnlassens) unterscheidet man 2 Formen: Verminderte Harnausscheidung bis zur völligen Harnverhaltung, die rasch zur lebensbedrohlichen Harnvergiftung führt, und die Inkontinenz, bei der man den Harnabgang nicht mehr willentlich ausreichend kontrollieren kann. Zu den letzteren Störungen gehört auch das Bettnässen bei Kindern.

Verhaltung des Urins

Die Blase kann bei entsprechender Füllung nicht entleert werden

Als Harnverhaltung (-sperre) bezeichnet man die Unfähigkeit, die Blase bei entsprechender Füllung zu entleeren. Dadurch kommt es zum schmerzhaften Anstieg des Drucks in der überdehnten Blase und zum Rückstau des Urins über die Harnleiter bis ins Nierenbecken.

Die Störung der Harnentleerung kann sich langsam entwikkeln, bei plötzlicher vermehrter Flüssigkeitszufuhr wird die Harnsperre dann vollständig. Bei manchen Ursachen tritt sie aber auch spontan auf.

Muß sofort ärztlich behandelt werden

Harnverhaltung muß sofort ärztlich behandelt werden, um schwere Komplikationen (Harnvergiftung, Nierenschäden) zu verhüten. Zur Soforthilfe wird oft ein Katheter durch die Harnröhre in die Blase eingeführt, damit der Urin dadurch abfließen kann. In Notfällen ist auch eine Blasenpunktion von außen durch die Bauchdecke möglich, wenn kein Katheter eingeführt werden kann. Die weitere Behandlung richtet sich nach den Ursachen.

Ursachen

Zu den häufigsten Ursachen der Harnsperre gehören Blasenhalsadenom, Harnröhrenentzündung und -verengung, Blasen- und Blasenhalstumoren, Prostataentzündungen, aber auch das Trinken zu kalter Getränke, das reflektorisch die Harnentleerung verhindern kann. Ferner kann es nach Operationen und Verletzungen zur Harnsperre kommen. Schließlich ist es möglich, daß der Vorfall einer Bandscheibe im Bereich der Lendenwirbelsäule durch Druck auf Nervenwurzeln die Harnentleerung verhindert (beim Bandscheibenvorfall muß dann meist innerhalb weniger Stunden operiert werden, um bleibende Störungen der Harnentleerung zu vermeiden).

Inkontinenz vor allem im Alter

Unwillkürlicher Abgang von Urin

Bei Frauen häufiger

Als Harninkontinenz bezeichnet man den unwillkürlichen (willentlich nicht kontrollierten) Abgang von Urin. Diese Funktionsstörung betrifft Frauen wesentlich häufiger als Männer und kann in jeder Altersgruppe auftreten (selbst bei jungen Frauen), bevorzugt kommt es dazu aber bei älteren Menschen.

Oft aus falscher Scham zu lange verschwiegen

Das Problem wird von vielen aus falscher Scham lange Zeit auch vor dem Therapeuten verschwiegen und stellt vor allem auch eine psychische Belastung dar; insbesondere neigen viele Betroffene zur sozialen Isolierung, weil sie befürchten, die Mitmenschen könnten etwas von der Inkontinenz bemerken. Dabei gibt es genügend Hilfsmittel und Therapien, die den Patienten ein weitgehend normales Leben ermöglichen.

Begleitbeschwerden

Die Blasenschwäche kann von häufigem (auch nachts) Harndrang mit Entleerung kleiner Urinmengen, Brennen und Schmerzen beim Wasserlassen und Nachträufeln von Urin nach der Entleerung begleitet werden.

Ursachen der Inkontinenz

Nach Ursachen und Verlauf unterscheidet man verschiedene Formen der Harninkontinenz. Allerdings lassen sich bei rund 2/3 aller Fälle die Ursachen überhaupt nicht sicher ermitteln, da keine nachweisbaren Erkrankungen im Bereich des Urogenitalsystems bestehen.

Ursachen häufig unsicher

Die beiden wichtigsten Formen der Harninkontinenz sind:

Streßinkontinenz

- *Streßinkontinenz* mit Versagen des normalen Verschlußmechanismus am Blasenausgang; sie steht oft mit einer Senkung im Beckenbodenbereich in Beziehung, die durch anlagebedingte und/oder im Alter verstärkte Bindegewebsschwäche und nach Entbindungen auftritt und teilweise von Gebärmuttersenkung und Krampfadern begleitet wird. Bevorzugt betrifft diese Form Frauen im mittleren und höheren Lebensalter, die mehrere Kinder geboren haben, aber auch bei Männern jenseits des 50. Lebensjahrs kommt Streßinkontinenz häufiger vor.

  Typisch für diese Form ist, daß die Blasenschließmuskulatur nicht mehr in der Lage ist, bei einem Druckanstieg im Bauchraum den Harnabgang zu verhindern.

Solche Druckerhöhungen treten vor allem beim Husten, Niesen, Lachen, Pressen (z. B. beim Stuhlgang) und Heben von Lasten auf. Ferner können auch Kältereize zur Streßinkontinenz führen. Harndrang geht der unwillkürlichen Urinentleerung bei dieser Form nicht voraus.

Dranginkontinenz

- *Dranginkontinenz* unterscheidet sich davon durch den wahrnehmbaren Harndrang, der aber nicht willentlich beherrscht werden kann, weil die normale Kontrolle der Schließmuskulatur versagt. Diese Form der Harninkontinenz beobachtet man häufig bei Blasenentzündungen und -steinen sowie bei Erkrankungen des Nervensystems, vor allem nach Schlaganfällen, bei Parkinson-Krankheit und multipler Sklerose. Bei alten Menschen wird die Dranginkontinenz in ungefähr jedem 10. Fall durch Verkalkung der Hirngefäße (Zerebralsklerose) mit entsprechenden Funktionsstörungen des Nervensystems verursacht.

Reflexinkontinenz

Überlaufinkontinenz

Seltener kommen Reflex- und Überlaufinkontinenz vor. Von einer *Reflexinkontinenz* spricht man, wenn der Urinabgang ohne spürbaren Harndrang unkontrollierbar erfolgt, ausgelöst zum Beispiel schon durch leichtes Beklopfen der Bauchdecke oder ähnliche Reize, die den Entleerungsreflex bewirken; dahinter stehen Schäden am Rückenmark als Ursachen. Bei der *Überlaufinkontinenz* wird der Druck in der Blase so stark erhöht, daß er von der Schließmuskulatur nicht mehr ausgeglichen werden kann und der Urin unwillkürlich aus der gefüllten Blase abläuft; hauptsächlich kommt es dazu beim Blasenhals-(Prostata-)adenom mit viel Restharn in der Blase.

Schließlich kann Harninkontinenz auch noch nach Verletzungen und Operationen vorübergehend oder dauernd bestehen.

Hilfen bei unkontrolliertem Harnabgang

Wenn krankhafte Ursachen der Harninkontinenz bestehen, müssen diese natürlich gezielt behandelt werden, damit die Harnentleerung wieder willentlich kontrollierbar ist. Aber das gelingt längst nicht immer; außerdem sind bei etwa 2/3 aller Fälle keine solche Erkrankungen nachweisbar, so daß auch keine gezielte ursächliche Therapie möglich ist. Trotzdem gibt es verschiedene Heilverfahren, um die Inkontinenz wenigstens dauerhaft zu bessern. Man kann aber nur dann Hilfe erwarten, wenn man die falsche Scham überwindet und offen mit dem Therapeuten spricht; denn er muß je nach Einzelfall immer die Behandlung verordnen.

Der Therapeut muß die Behandlung verordnen

Fachliche Therapie

Die verschiedenen therapeutischen Möglichkeiten bei Harninkontinenz kann nur der Fachmann individuell richtig einsetzen. Von Selbstbehandlungsversuchen ist abzuraten; denn sie führen häufig nicht zum Erfolg und können unter Umständen eine ernstere Erkrankung unnötig verschleppen.

Keine Selbstbehandlung

Medikamentös läßt sich gegen die Inkontinenz selbst wenig ausrichten. Wenn Arzneimittel notwendig sind, dann wirken sie in erster Linie gegen die ursächlichen Krankheiten, die zum Teil bei Harninkontinenz bestehen. Pflanzliche und homöopathische Medikamente haben sich in vielen Fällen zur Grundbehandlung bewährt, vor allem die bei Blasenentzündung (s. Seite 32 f.) genannten Mittel.

Arzneimittel

Ergänzend können ansteigende Sitz- und Fußbäder wie bei Blasenentzündung als physikalische Maßnahmen verordnet werden. Versuchsweise kommen ferner Heublumenkompressen auf die Lendenwirbelsäule und Kurzwellenbestrahlungen der Blasenregion in Frage. Auf Kaltwasseranwendungen muß in jeder Form verzichtet werden.

Keine Kaltwasseranwendungen

Darüber hinaus stehen dem Therapeuten verschiedene mechanische Hilfsmittel zur Verfügung. So gibt es zum Beispiel spezielle Prothesen, die bei Frauen in die Scheide eingeführt werden, um den Blasenboden anzuheben. Da sie aber erhebliche Beschwerden verursachen können, sollten sie nur ausnahmsweise vorübergehend angewendet werden.

Mechanische Hilfsmittel

Besser bewährt haben sich mittlerweile die neuen *Elektrotampons*, die in den After eingeführt werden. Sie geben schwache elektrische Impulse an die Blasen-Beckenboden-Muskulatur ab, die dadurch trainiert und gestärkt wird. Um eine erste deutliche Wirkung zu erzielen, müssen die Elektrotampons 3–4 Wochen lang täglich mindestens 12 Stunden eingelegt werden. Die optimal erreichbare Wirkung tritt erst nach einer Behandlungszeit von 6–12 Monaten ein. Nicht jede Inkontinenzform spricht auf Elektrotampons an, aber die häufigsten Formen Streß- und Dranginkontinenz lassen sich dadurch oft gut beeinflussen.

Elektrotampons

Operation ist letzter Ausweg

Als letzter Ausweg bleibt in hartnäckigen Fällen ein Versuch mit operativen Eingriffen, um die anatomischen Verhältnisse am Beckenboden und an der Blase wieder zu normalisieren. Allerdings erzielt man dadurch keineswegs immer den erhofften Erfolg, so daß man grundsätzlich erst dann operieren sollte, wenn alle anderen therapeutischen Maßnahmen vergeblich blieben.

Hilfsmittel ohne therapeutische Wirkung

Bloße Hilfsmittel ohne therapeutische Wirkung sind saugfähige Einlagen und Windelslips. Sie können für die Betroffenen natürlich eine wesentliche Erleichterung (vor allem auch psychisch) darstellen, weil sie nicht mehr befürchten müssen, daß der Harnabgang bemerkt wird. Aber mit dieser nur symptomatischen Hilfe sollte man sich nicht zufriedengeben, solange die anderen therapeutischen Möglichkeiten nicht ausgeschöpft wurden.

Blasentraining zur Selbsthilfe

Wenn die fachliche Therapie die Harninkontinenz nicht zufriedenstellend und dauerhaft bessert, führt am ständigen Gebrauch von Saugeinlagen und Windelslips meist kein Weg vorbei. Damit muß man sich jedoch nicht begnügen; denn es gelingt meist bis zu einem gewissen Grad, die Blase zu trainieren. Die nachstehenden Maßnahmen hierzu sollen aber mit dem Therapeuten abgestimmt werden.

Nicht weniger trinken

Grundsätzlich nicht zu empfehlen (wenn auch naheliegend) ist der Versuch, den unwillkürlichen Harnabgang einzuschränken, indem man weniger trinkt. Gerade ältere Menschen brauchen unbedingt ausreichend Flüssigkeit, sonst „trocknet" ihr Körper aus, und es kann sogar zu Störungen der Gehirnfunktionen (wie Verwirrtheitszustände) kommen. Die normale Trinkmenge von etwa 1,5 l am Tag soll daher unbedingt beibehalten werden, wenn der Therapeut nicht ausnahmsweise etwas anderes verordnet. Nur verteilt man diese Flüssigkeitszufuhr so über den Tag, daß am Abend nichts mehr getrunken wird, um den nächtlichen Harnabgang zu vermeiden.

Die Blase regelmäßig entleeren

Eine gewisse „Erziehung" der Blase ist auch bei Harninkontinenz noch möglich. Das erreicht man, indem man in regelmäßigen Abständen unabhängig vom Harndrang die Blase entleert. Auf diese Weise wird zumindest teilweise vermieden, daß sich zu viel Urin in der Blase ansammelt und unwillkürlich abgeht.

Vorsichtsmaßnahmen

Wenn man voraussehen kann, wann man das Haus verläßt, wird die Blase vorher unabhängig vom spürbaren Harndrang nochmals entleert. Außerdem sollte man in solchen Fällen etwa 3 Stunden vorher keine Flüssigkeit mehr aufnehmen. Diese Vorsichtsmaßnahmen helfen oft recht zuverlässig, werden aber vorsorglich durch Windelslips oder Einlagen ergänzt.

Gymnastische Übungen zur Kräftigung des Beckenbodens

Das eigentliche Blasentraining besteht aus gymnastischen Übungen zur Kräftigung des Beckenbodens. Dadurch erreicht man bei regelmäßigem Training häufig eine bessere Kontrolle des Harnabgangs, weil die gestärkte Beckenbodenmuskulatur die Schließmuskulatur unterstützt und Senkungserscheinungen bessern kann.

Die Übungen sollen mit dem Therapeuten besprochen werden; am besten erlernt man sie unter krankengymnastischer Anleitung; denn Fehler beim Üben könnten die Inkontinenz noch verschlimmern. Erfolge darf man nicht von heute auf morgen erwarten, es dauert geraume Zeit, ehe sich die Muskulatur ausreichend gekräftigt hat. Neben korrekter Durchführung der Übungen ist es vor allem wichtig, regelmäßig jeden Tag 2- bis 3mal zu üben; denn nur diese kontinuierliche Beanspruchung der Muskulatur führt zu guten Resultaten.

Regelmäßig üben

Zu den wichtigsten Übungen für das Blasentraining sollen hier einige Beispiele angeführt werden, die sich in der Praxis gut bewährt haben. Neben diesen speziellen Übungen trägt natürlich auch die zusätzliche allgemeine Gymnastik für den gesamten Körper mit zum Muskeltraining bei. Ein solches Ganzkörperübungsprogramm, das mindestens 2mal täglich je 5–10 Minuten lang durchgeführt wird, stellt man sich am besten nach einem Gymnastikbuch zusammen oder schließt sich einer Gymnastikgruppe unter fachlicher Leitung an.

Übungsbeispiele

1) Lehnen Sie sich bequem in einem Sessel zurück, und strekken Sie die Beine nach vorne aus, der ganze Körper soll sich gut entspannen. In dieser Haltung heben Sie das Gesäß leicht vom Sessel ab und kneifen dabei kräftig die beiden Gesäßbacken zusammen; bleiben Sie kurz in dieser Stellung, setzen Sie sich dann wieder fest auf den Sessel, und lockern Sie die Gesäßmuskulatur. Anfangs wiederholen Sie das bei jeder

Übung 10- bis 20mal, später wird allmählich auf bis zu 40mal gesteigert.

2) Diese Übung führt man erst durch, nachdem der Stuhl entleert wurde. Gehen Sie dazu mit gespreizten Beinen in die Hocke, wobei sich die Gesäßbacken öffnen. Nun führen Sie vorsichtig einen mit einem Fingerling aus Gummi oder Plastik geschützten Finger in den After ein. Das bewirkt zunächst reflektorisch eine kurze Zusammenziehung der Afterschließmuskeln, die man nicht gewaltsam überwinden darf, sondern durch behutsames Weiterschieben des Fingers; dabei entspannt sich der After rasch wieder. Der Finger wird so weit wie möglich eingeführt; dann spannt man die Aftermuskeln kräftig um den Finger herum an und lockert sie dann wieder, anfangs 20mal hintereinander, später bis zu 40mal pro Übung. Danach wird der Finger wieder aus dem After entfernt.

3) Diese Übung führt man dann durch, wenn die Blase mäßig mit Harn gefüllt ist und willentlich entleert werden kann; bei zu starker Blasenfüllung gelingt die Übung nicht oder nicht so gut, weil der Urin unwillkürlich abgehen kann und der Versuch, ihn zu verhalten, zu Spannungen führt. Setzen Sie sich auf die Toilette, und entleeren Sie den Urin teilweise; dann spannen Sie kurz kräftig die After-, Beckenboden- und Blasenmuskulatur an, um den Harnabfluß zu unterbrechen, entspannen die Muskeln danach wieder, damit der Urin abfließt, und unterbrechen in gleicher Weise sofort wieder. Je nach Harnmenge kann das 2- bis 4mal wiederholt werden, am besten als Übung bei jedem Wasserlassen.

Schon diese 3 einfachen Übungen können im Lauf der Zeit wieder zur besseren Blasenkontrolle führen. Unter fachlicher Anleitung erlernt man noch weitere spezielle Übungen, die allesamt auch geeignet sind, gleichzeitig der (im Alter ebenfalls verbreiteten) Stuhlinkontinenz vorzubeugen.

Bettnässen bei Kindern

Die Kontrolle der Urin-(und Stuhl-)ausscheidung ist keine

angeborene Fähigkeit, sondern muß vom Kind erst während der ersten Lebensjahre erlernt werden. In der Regel sind Kinder gegen Ende des 3. Lebensjahrs in der Lage, die Harnausscheidung am Tag zu kontrollieren, und können sie spätestens im 4. Lebensjahr auch nachts beherrschen. Bei rund 10 % aller Kinder kommt es aber danach noch zum Bettnässen, das bei einigen bis zur Pubertät, selten bis ins Erwachsenenalter anhält. Manche lernen die Blasenkontrolle zunächst normal, nässen aber später nachts wieder ein. Die Störung betrifft vorwiegend Jungen.

Kommt meist bei Jungen vor

Beim Bettnässen über die übliche Zeit hinaus muß zunächst untersucht werden, ob organische Ursachen bestehen; unter anderem kommen die folgenden in Betracht:

Mögliche organische Ursachen

- Fehl- und Mißbildungen des Urogenitalsystems, die anlagebedingt sind, oder Entzündungen und andere Erkrankungen der Blase und anderen ableitenden Harnwege;
- verzögerte Reifung des Nervensystems, reizbare Nervenschwäche oder nächtliche epileptische Anfälle;
- krankhaft vermehrte nächtliche Harnproduktion, die zur Überfüllung der Blase führt;
- beginnende Zuckerkrankheit mit abnormem Durst, was wegen der vermehrten Flüssigkeitszufuhr zum verstärkten Harndrang führt;
- zu tiefer oder zu leichte Schlaf.

Wenn solche organischen Ursachen, von denen einige auch bei Erwachsenen zum Bettnässen führen können, nachzuweisen sind, müssen sie gezielt nach Verordnung behandelt werden.

Fehler der Sauberkeitserziehung

In der Mehrzahl der Fälle liegen dem kindlichen Bettnässen jedoch keine organischen, sondern seelische Faktoren zugrunde. Oft handelt es sich um Fehler der Sauberkeitserziehung, die zu früh oder zu spät, zu streng oder zu inkonsequent erfolgen kann. Ferner können im Einzelfall folgende psychische Einflüsse eine Rolle spielen:

Psychische Einflüsse

- familiäre Konflikte, vor allem ein gestörtes Verhältnis der Eltern untereinander und/oder zu den Kindern oder zwischen den Geschwistern;
- mangelnde Zuwendung, die Kinder unbewußt dazu veranlassen kann, durch Bettnässen mehr Aufmerksamkeit zu erregen;
- verschiedene Streßfaktoren, unter anderem Schulstreß und

chronische Überforderung, die häufig dazu führen, daß bereits „trockene“ Kinder erneut einnässen.

Schuldgefühle und Angst vor Bestrafung

Hinzu kommt natürlich, daß sich viele Kinder für das Bettnässen schämen, an Schuldgefühlen und Angst vor Bestrafung leiden. Das erhöht ihren Streß und begünstigt das Einnässen.

Geduld und Einfühlungsvermögen

Psychisch bedingtes Bettnässen kann nur mit Geduld und Einfühlungsvermögen beseitigt werden. Völlig verkehrt sind Strafen, Spott und Bloßstellung vor anderen. In erster Linie kommt es darauf an, dem Kind Geborgenheit und Zuwendung zu vermitteln. Ergänzend helfen folgende Maßnahmen:

Ergänzende Maßnahmen

- keine Getränke ab dem späten Nachmittag mehr geben und vor dem Zubettgehen die Blase entleeren;
- Blasentraining durch die bei Inkontinenz beschriebenen Übungen und durch Verzögerung der Harnentleerung am Tag, damit die Schließmuskulatur gestärkt und die Kapazität der Blase erhöht wird;
- Lob für Nächte, in denen sich das Kind nicht einnäßte, und Gelassenheit, wenn es doch wieder einmal dazu kam.

Pflanzliche und homöopathische Arzneimittel

Außerdem können pflanzliche und homöopathische Arzneimittel, die individuell vom Fachmann verordnet werden müssen, das Bettnässen günstig beeinflussen und die psychische Situation verbessern. Bei ausgeprägten seelischen Störungen hilft nur Psychotherapie, in die teilweise die Familie mit einbezogen werden muß.

Erkrankungen der Nieren

Jedes Nierenleiden ist eine ernste Krankheit

Da die Nieren lebenswichtige Funktionen erfüllen, stellt jedes Nierenleiden eine ernste Krankheit dar, die unbedingt frühzeitig nach fachlicher Verordnung behandelt werden muß. Wird sie verschleppt, drohen lebensgefährliche Komplikationen, die auch von der modernen Intensivmedizin nicht immer verhindert werden können. Manche Nierenerkrankung beginnt mit einer scheinbar „harmlosen" Blasen- oder Nierenbeckenentzündung, die auf die leichte Schulter genommen wird, bis die kranken Nieren versagen und als letzte therapeutische Möglichkeit nur die regelmäßige Dialyse oder eine Nierentransplantation bleibt, wenn der Patient nicht gar am Nierenversagen stirbt.

> Deshalb ist jeder Versuch, eine solche Erkrankung selbständig zu behandeln, strikt verboten!

Selbsthilfe sollte immer nur eine ergänzende Therapie sein

Wenn in den folgenden Kapiteln Maßnahmen zur Selbsthilfe genannt werden, kommen sie immer nur zur ergänzenden Therapie in Frage, wenn der Fachmann zustimmt. Zwar können solche Naturheilverfahren auch bei schweren und chronischen Nierenleiden oft noch gut helfen, aber das vermag nur der erfahrene Naturmediziner zu beurteilen. Zum Teil wird man jedenfalls um die vorsorgliche Behandlung durch schulmedizinische Therapien nicht herumkommen, um jedes Risiko so weit wie möglich auszuschließen.

Diagnostische Methoden bei Nierenleiden

Es gibt verschiedene Warnzeichen, die auch dem medizinischen Laien anzeigen, daß möglicherweise eine Erkrankung der Nieren vorliegt. Eine sichere Diagnose als Voraussetzung für die gezielte Therapie läßt sich allein daraus jedoch nicht stellen. Vielmehr sind diese Warnzeichen stets als dringende Aufforderung zu verstehen, den Therapeuten aufzusuchen. Er kann dann durch verschiedene Untersuchungen (u. a. Labordiagnostik und Röntgen) genau feststellen, ob und welche Nierenerkrankung besteht. Diese Untersuchungen dürfen nicht unnötig verzögert werden, wie es zum Teil in der Hoffnung geschieht, daß sich die Beschwerden schon von selbst wieder bessern werden. Zwar kann das körpereigene Abwehrsystem durchaus auch Nierenkrankheiten aus eigener Kraft überwinden, aber man darf sich bei derart ernsten Erkrankungen darauf nicht verlassen.

Bei Warnzeichen stets den Therapeuten aufsuchen

Die Untersuchungen nicht unnötig verzögern

Mögliche Anzeichen einer Nierenkrankheit

Die folgenden Symptome deuten darauf hin, daß eine krankhafte Störung im Bereich der Ausscheidungsorgane besteht. Sie sind zum Teil aber mehrdeutig, können also durch verschiedene, unterschiedlich ernste Krankheiten entstehen oder auch bei Erkrankungen außerhalb des Urogenitalsystems auftreten. Sicherheit gibt es nur durch die gezielte Untersuchung, nach deren Befund die angemessene Therapie eingeleitet wird.

Typische Warnzeichen

Auf folgende, meist typische Warnzeichen muß zur vorläufigen selbständigen Verdachtsdiagnose besonders geachtet werden:

- *Allgemeinsymptome*, die auch bei anderen Infektionskrankheiten außerhalb der Nieren auftreten, vor allem Schüttelfrost, gefolgt von Fieber, Kopfschmerzen, rheumaartige Gliederschmerzen und Appetitmangel.
- *Schwellungen vor allem im Gesicht*, aber auch in anderen Körperregionen, weil die kranken Nieren nicht mehr ge-

nügend Flüssigkeit aus den Geweben filtern und ausscheiden können.

- *Erhöhter Blutdruck*, der sich aus der vermehrten Ausschüttung eines Hormons aus den kranken Nieren erklärt; in chronischen Fällen kann die Blutdrucksteigerung das hervorstechendste Symptom eines Nierenleidens sein (an hohen Blutdruck muß vor allem bei Schwindel und Ohrensausen gedacht werden, genau läßt der sich nur durch Messung feststellen).
- *Dumpfes, anhaltendes Druckgefühl in der Nierengegend* (im Kreuz), an das man sich bald gewöhnt; beim Beklopfen der Nierengegend kann es zu Schmerzen kommen.
- Anfallsweise heftige *Kolikschmerzen in der Lendengegend*, die bis zu den Innenseiten der Oberschenkel ausstrahlen können, als typischen Anzeichen einer Nierensteinkolik.
- *Häufiger Harndrang mit Brennen und Schmerzen beim Wasserlassen*; der Urin kann rotbräunlich aussehen oder größere Blutmengen enthalten, was bis zur genauen Klärung stets auch als mögliches Krebswarnzeichen anzusehen ist.

Schon einzelne Symptome rechtfertigen den Verdacht auf ein Nierenleiden

Es treten keineswegs alle diese Warnzeichen bei jeder Nierenkrankheit auf. Schon einzelne dieser Symptome rechtfertigen den Verdacht auf ein Nierenleiden, der durch verschiedene Untersuchungen genau abgeklärt werden muß.

Fachliche Untersuchung der Nierenfunktionen

Zur genauen Nierendiagnostik stehen dem Therapeuten zahlreiche Methoden zur Verfügung. Teils können sie nur vom Facharzt oder in der Klinik durchgeführt werden. Es erübrigt sich, auf die einzelnen Untersuchungen hier ausführlich einzugehen; im Prinzip unterteilt man sie in folgende große Gruppen:

Funktionsprüfungen

- *Funktionsprüfungen*, bei denen die Filtrations- und Konzentrationsleistung der Nieren ermittelt und ihre Durchblutung festgestellt wird; damit lassen sich oft schon zuverlässige Diagnosen stellen, die aber zum Teil noch durch andere Methoden abgesichert werden müssen.
- *Röntgenologische Untersuchungen*, bei denen man durch

Röntgenologische Untersuchungen

Bauchaufnahmen die Größe, Lage und Form der Nieren bestimmt und durch Urographie mit Kontrastmitteln die Hohlräume der Nieren und die ableitenden Harnwege darstellt.

Nuklearmedizinische Diagnostik

- *Nuklearmedizinische Diagnostik* mit Hilfe radioaktiver Stoffe, die in die Nieren gelangen und vor allem über Durchblutungsverhältnisse, Funktionsfähigkeit und mögliche Tumoren Auskunft geben; dazu gehört unter anderem die Nierenszintigraphie, bei der man die Nieren mit Hilfe eines Detektors, der die künstliche radioaktive Strahlung aufnimmt, sehr genau darstellen kann.

Anatomisch-histologische Untersuchungen

- *Anatomisch-histologische Untersuchungen* der Nieren, bei denen man zum Teil durch die Haut Nierengewebsproben entnimmt oder durch einen chirurgischen Eingriff die Nieren zur genauen Beurteilung freilegt; diese Untersuchungen sind aber nur dann angezeigt, wenn auf andere Weise keine genaue Diagnose möglich ist und die Therapie vom Ergebnis der anatomisch-histologischen Untersuchungen abhängt.

Welche Untersuchungen notwendig sind, richtet sich nach den Umständen des Einzelfalls. Nach Möglichkeit wird man sich mit den einfacheren Methoden begnügen, die für den Patienten keine höhere Risikobelastung darstellen, aber das reicht nicht in jedem Fall aus.

Entzündung des Nierenbeckens

Die häufigste Nierenerkrankung

Häufigste Erkrankung der Nieren ist die Entzündung des Nierenbeckens. Da sie sich praktisch aber nie allein auf das Nierenbecken beschränkt, sondern auch das Nierengewebe in Mitleidenschaft zieht, spricht man besser nicht von Pyelitis, sondern von *Pyelonephritis*.

Pyelonephritis

Kommt bei Frauen häufiger vor

Die Krankheit kann akut oder chronisch an einer oder beiden Nieren verlaufen. Frauen sind etwa doppelt so häufig wie Männer betroffen, bevorzugt während der Schwangerschaft. Besonders oft kommt die Pyelonephritis auch bei Kindern bis zum 3. Lebensjahr vor, wobei Mädchen 3mal häufiger als Jungen darunter leiden.

Häufige Ursachen der Erkrankung

Oft geht eine akute Harnblasenentzündung voraus

In vielen Fällen geht der akuten Nierenbeckenentzündung eine akute Harnblasenentzündung voraus, die nicht rechtzeitig wirksam behandelt wurde. Die Krankheitserreger (hauptsächlich Bakterien, wie Enterokokken, Staphylokokken) steigen dann durch einen oder beide Harnleiter aus der Blase ins Nierenbecken empor und erzeugen die Entzündung.

Infektion auf dem Blut- oder Lymphweg

Zum Teil erfolgt die Infektion aber unabhängig von einer Blasenentzündung durch Infektion auf dem Blut- oder Lymphweg. Dazu kommt es häufig während oder nach Gallenblasen-, Wurmfortsatz-, Dünndarm-, Prostata- oder Mandelentzündungen, deren Erreger ins Nierenbecken verschleppt werden.

Faktoren, die eine Infektion begünstigen

Verschiedene Faktoren können eine Infektion des Nierenbeckens begünstigen. Dazu gehören je nach Einzelfall vor allem:

- mechanische Faktoren, die zur Verengung der ableitenden Harnwege mit Rückstau von Urin bis ins Nierenbecken führen; vor allem gehören dazu eingeklemmte Steine, Tumoren und das Blasenhals-(Prostata-)adenom;
- Mißbildungen im Bereich der Harnwege, die angeboren oder erworben sein können, wenn dadurch der abfließende Urin ins Nierenbecken fehlgeleitet wird;
- Nierensteine, die im Nierenbecken lagern und eine ständige Reizung verursachen;
- Stoffwechselstörungen, vor allem Zuckerkrankheit und Gicht, da sie die Anfälligkeit für Entzündungen des Nierenbeckens erhöhen;
- funktionelle Störungen, die vor allem während der Schwangerschaft und bei Querschnittslähmungen eintreten können;
- chronische Darmträgheit, die auf noch nicht genau erklärbare Weise das Risiko einer Nierenbeckenentzündung erhöhen kann.
- Bei Säuglingen und Kleinkindern im Windelalter begünstigen Kotschmierinfektionen die Pyelonephritis, weil während der Zeit, zu der Windeln getragen werden müssen, Erreger leichter aus dem Stuhl über die ableitenden Harnwege ins Nierenbecken aufsteigen.

Zur völligen Ausheilung der Pyelonephritis ist es stets notwendig, auch diese Faktoren auszuschalten. Andernfalls kann es zur chronischen oder häufig wiederkehrenden Erkrankung kommen, die auch das übrige Nierengewebe schädigt.

Symptome, Verlauf und Komplikationen

Labordiagnostische Untersuchungen sind notwendig

Die genaue Diagnose einer Nierenbeckenentzündung erfordert verschiedene labordiagnostische Untersuchungen, bei denen man vor allem den Urin auf Erreger, Blut, Eiweiß und andere Bestandteile untersucht, außerdem auch verschiedene Blutuntersuchungen vornimmt. Ergänzend kommen im Einzelfall bei Bedarf Röntgenuntersuchungen, Blasenspiegelung und Nierenfunktionsprüfungen in Betracht, um die Diagnose abzusichern. Allein aufgrund der vom Patienten angegebenen Symptome ist kein sicherer Befund zu erheben, sondern lediglich eine erste Verdachtsdiagnose möglich.

Akute Pyelonephritis beginnt mit Schüttelfrost und Fieber

Akute Pyelonephritis beginnt häufig mit Schüttelfrost, dem anschließend Fieber folgt. Hinzu kommen ein- oder beidseitige Schmerzen im Kreuz, die entlang der Harnleiter bis in die Schamgegend ausstrahlen. Wenn man die Nierengegend von außen leicht beklopft, sind Nierenschmerzen wahrnehmbar.

Der Harndrang ist meist schmerzhaft

Der Harndrang ist meist schmerzhaft und zwingt zum häufigen Wasserlassen, das von Brennen begleitet wird. Der Urin wirkt trüb und kann sichtbare Blutbeimengungen enthalten. Als Allgemeinsymptome treten außerdem noch unklares Krankheitsgefühl mit Abgeschlagenheit, Durst, manchmal auch noch Übelkeit und Erbrechen auf.

Sie verläuft meist gutartig

Die akute Nierenbeckenentzündung verläuft bei frühzeitiger Diagnose und konsequenter Therapie meist gutartig, kann also ohne bleibende Schäden vollständig ausgeheilt werden.

Rückfälle sind möglich

Allerdings neigt sie teilweise zu Rückfällen, insbesondere dann, wenn die Therapie zu spät beginnt und/oder nicht lange genug fortgesetzt wird. Dann kann sie auch ins chronische Stadium übergehen, das schließlich zu schweren Nierenschäden führt.

Die chronische Pyelonephritis verläuft meist symptomarm

Eine *chronische Pyelonephritis*, die aus der nicht vollständig ausgeheilten akuten Erkrankung hervorgeht, verläuft meist symptomarm oder verursacht überhaupt keine nennenswerten Beschwerden. Deshalb wird sie oft auf die leichte Schulter genommen und unbehandelt lange verschleppt, bis

Uncharakteristische Warnzeichen

die Nieren geschädigt sind. Als mögliche uncharakteristische Warnzeichen treten vor allem allgemeines Krankheitsgefühl mit Abgespanntheit, Kopfschmerzen und Appetitmangel auf, gelegentlich auch vermehrter Harndrang, Blässe und auffälliger Durst. Zu Fieber kommt es nur bei etwa 25 % der Patienten, in der Regel im subfebrilen Bereich zwischen 37,5 und 38 Grad.

Erhebliches Risiko

Die chronisch verlaufende Nierenbeckenentzündung kann auch noch vollständig ausgeheilt werden. Es besteht aber ein erhebliches Risiko, weil die Krankheit durch Schädigung der Nieren schließlich zur gefährlichen Nierenleistungsschwäche mit drohendem Nierenversagen führen kann.

Therapie der Nierenbeckenentzündung

Gezielte fachmännische Therapie

Die baldige völlige Ausheilung einer Nierenbeckenentzündung erfordert eine gezielte Therapie, die je nach Einzelfall immer fachmännisch verordnet werden muß. Grundvoraussetzung der Heilung bildet die Beseitigung aller Faktoren, die Rückfälle und chronischen Verlauf begünstigen. In erster Linie müssen also mechanische Hindernisse, Nierensteine und Mißbildungen beseitigt werden, was teilweise nur chirurgisch möglich ist, außerdem sind Stoffwechselstörungen und chronische Darmträgheit zu korrigieren. Erst wenn diese Grundlagen geschaffen sind, kann die gegen die Nierenbeckenentzündung gerichtete zusätzliche Therapie voll wirksam werden.

Antibiotika

Die Schulmedizin wendet bei Nierenbeckenentzündungen routinemäßig Antibiotika an, deren Wirksamkeit zum Teil vorher an Urinkulturen getestet wird, um sicherzustellen, daß die Erreger nicht resistent gegen die Arzneimittel sind. Ob solche Antibiotika tatsächlich notwendig sind, muß der Therapeut im Einzelfall entscheiden. Auch Naturmediziner werden darauf kaum verzichten, wenn es wirklich erforderlich scheint. Besonders gut bewährt hat es sich, kurzfristig hohe Antibiotikadosen zur Stoßtherapie zu verabreichen, dazwischen aber andere Antibiotika in niedrigerer Dosierung zur längeren Behandlung zu geben, die besser verträglich sind. Allerdings sind Antibiotika mit all ihren möglichen Nebenwirkungen nicht in jedem Fall erforderlich. Ein erfahrener

Homöopathische Mittel

Naturmediziner kann auch durch individuell richtig ausgewählte homöopathische Mittel sehr gute therapeutische Ergebnisse erzielen. Es erübrigt sich aber, solche Medikamente, die auch ergänzend neben Antibiotika zur Langzeittherapie verordnet werden können, hier anzuführen.

Pflanzliche Medikamente

Um das Nierenbecken gut zu durchspülen, den Harn zu desinfizieren und die Erreger auszuschwemmen, eignen sich zusätzlich die bei Blasenentzündung genannten pflanzlichen Medikamente, insbesondere die Bärentraubenblätter und die nierenschützende, entzündungshemmende Goldrute. Zur alleinigen Therapie reichen pflanzliche Mittel aber bei einer so ernsten Krankheit nicht aus. Obwohl sich besonders die Goldrute selbst bei chronischen Nierenleiden oft noch gut bewährt, wäre es fahrlässig, sich allein darauf zu verlassen.

Pysikalische Behandlung

Zur physikalischen Behandlung kommen hauptsächlich die bei Blasenentzündung beschriebenen ansteigenden Sitzbäder in Frage. Wenn allerdings mehr als nur leicht erhöhte Temperatur besteht, sind Wasseranwendungen grundsätzlich nicht mehr erlaubt, weil sie das Herz-Kreislauf-System zusätzlich zum Fieber zu stark belasten. Lediglich *kalte Wadenwickel* dürfen dann in folgender Weise zur schonenden Fiebersenkung 3- bis 4mal täglich wie folgt angewendet werden:

Kalte Wadenwickel

- Ein Leinentuch passender Größe in kaltes Wasser tauchen, auswringen und so um den Unterschenkel legen, daß es vom Knöchel bis zur Kniekehle reicht. Darüber kommt ein etwas größeres trockenes Leinentuch und als äußerer Abschluß ein noch etwas größeres Leinentuch. Das sonst übliche Wolltuch als äußere Umhüllung des Wickels wird zur Fiebersenkung nicht verwendet, weil es die erwünschte Abkühlung behindert. Man entfernt den Wadenwickel auch schon nach etwa 1 Stunde (sonst sind 1 1/2 Stunden üblich); denn er soll Wärme ableiten, nicht zur Durchwärmung führen. Auf unter 38 Grad darf das Fieber durch Wadenwickel nicht gesenkt werden; denn letztlich ist es ja ein natürlicher, grundsätzlich nützlicher Abwehrvorgang des Körpers, der nicht massiv unterdrückt werden darf.

Wenn ansteigende Sitzbäder zu anstrengend sind und schlecht vertragen werden, kann man zur physikalischen Therapie 1- bis 2mal täglich *warme Unteraufschläger* (aber nicht bei höherem Fieber) wie folgt anlegen:

Warme Unteraufschläger

- Eine ausreichend große Wolldecke auf das Bett legen, darauf ein etwas kleineres trockenes Leinentuch. Obenauf kommt das 2- bis 4fach gefaltete feuchte Leinentuch, das ungefähr der Breite des Rückens entspricht; es wird in warmes Wasser getaucht und leicht ausgewrungen. Darauf legt man sich so, daß die Körperrückseite von den Schultern bis zu den Kniekehlen bedeckt ist, und hüllt den Körper dann in das trockene Leinentuch und in die Wolldecke ein; zugedeckt wird mit einem üblichen Federbett. Die Anwendung dauert etwa 1 1/2 Stunden und wirkt milder als das ansteigende Sitzbad auf die Nierenfunktionen.

Da physikalische Anwendungen im Einzelfall nicht gut vertragen werden, müssen sie stets mit dem Therapeuten besprochen werden. Fühlt man sich während der Behandlung unwohl und schwindlig, wird sofort unterbrochen und bis zur Besserung im Bett geruht.

Diät zur Entlastung der Nieren

Schließlich soll bei Nierenbeckenentzündung eine Diät eingehalten werden, die eine Entlastung der Nieren bewirkt und durch allgemeine Umstimmung die körpereigenen Abwehr- und Selbstheilungskräfte anregt.

Fasten

Wenn der Therapeut nichts anderes verordnet, beginnt man mit 2–3 Tagen strengem Fasten oder 4–5 Tagen Rohkost- oder Saftfasten. Dann wird eine streng vegetarische, salz- und gewürzarme Diät mit etwa 50–70 % Rohkostanteil eingehalten, bis die Nierenbeckenentzündung vollständig ausgeheilt ist. Im Einzelfall kann der Therapeut auch andere Diätvorschriften verordnen.

Akute Entzündung der Nieren

Glomerulonephritis

Die akute Nierenentzündung betrifft primär die Nierenkörperchen (Glomeruli) in der Nierenrinde, sekundär auch andere Teile des Nierengewebes. Sie wird als Nephritis, korrekter als *Glomerulonephritis* bezeichnet. Dabei handelt es sich um kein einheitliches Krankheitsbild, sondern um entzündliche Prozesse verschiedener Ursachen und Symptomatik.

Formen der akuten Nephritis

Bisher gibt es noch keine allgemeingültige Einteilung der akuten Glomerulonephritis nach der Krankheitsentstehung und Symptomatik. Hauptsächlich orientiert man sich am unterschiedlichen klinischen Verlauf und mittlerweile auch an der mikroskopischen Untersuchung der Nierenkörperchen. Danach unterscheidet man vor allem die folgenden Nephritisformen:

Unterschiedliche Formen der Krankheit

- *akute diffuse Glomerulonephritis*, die häufig nach einer Infektion mit eitererregenden Bakterien (Streptokokken), aber auch bei anderen Infektionskrankheiten auftritt;
- *Per-(sub-)akute Nephritis*, eine rasch fortschreitende und deshalb als besonders bösartig geltende Form, die ebenfalls im Anschluß an eine Streptokokkeninfektion, oft aber auch aus unklaren Ursachen entstehen kann;
- *latente Nephritis*, ein „verborgenes" Stadium der Krankheit, in dem kaum Symptome auftreten, das aber nach Jahren der scheinbaren Gesundheit in chronische Nephritis und schließlich Nierenversagen übergehen kann, wenn keine regelmäßigen Kontrolluntersuchungen durchgeführt werden, die bei Bedarf eine frühzeitige Therapie ermöglichen; zum Latenzstadium kommt es oft nach einer akuten Nephritis.

Daneben gibt es noch einige seltenere Sonderformen, die hier nicht mehr beschrieben werden müssen. Eine genaue Diagnose der verschiedenen Formen erfordert ohnehin immer fachliche Untersuchungen.

Ursachen und Krankheitsbild

Verschiedene Ursachen

Die *akute Glomerulonephritis* entsteht aus verschiedenen Ursachen und verläuft mit unterschiedlichen Symptomen. Das richtet sich danach, um welche Form der Erkrankung es sich handelt.

Die akute diffuse Glomerulonephritis beginnt oft 6–25 Tage nach einer Infektion mit eitererregenden Streptokokken, insbesondere nach bakteriellen Rachen-, Mandel-, Ohrenentzündungen, Zahnwurzelabszessen oder Scharlach. Bei Erwachsenen läßt sich die Ursache oft nicht genau nachweisen; dann ist an eine Autoimmunkrankheit zu denken, bei der im Körper neben den gegen die Krankheitserreger gerichteten nützlichen Antikörpern auch Autoimmunstoffe entstehen, die das körpereigene Nierengewebe angreifen.

Unklare Allgemeinsymptome

Am Beginn der Erkrankung treten oft unklare Allgemeinsymptome auf, wie Kopfschmerzen, Müdigkeit und Fieber, dem Schüttelfrost vorangehen kann. Hinzu kommen dumpfe Schmerzen in der Nierengegend, Schwellungen vor allem im Gesicht (Augenlider), bierbrauner bis rotbrauner Urin durch Übertritt roter Blutkörperchen in den Harn und fast immer Bluthochdruck. Die weiteren Symptome, z. B. Eiweiß im Urin, beschleunigte Senkungsgeschwindigkeit der Blutkörperchen und Störungen der Nierendurchblutung, lassen sich nur durch ärztliche Untersuchung feststellen.

Langwierige Ausheilung

Die Ausheilung der Krankheit erfordert oft Monate, auch wenn die Symptome schon viel früher verschwinden. Bei 90 % aller betroffenen Kinder und 60–70 % aller Erwachsenen wird eine Heilung erreicht, wobei allerdings Nierendefekte zurückbleiben können. In den restlichen Fällen kann es nach jahrelangem Latenzstadium oder auch schon innerhalb von Wochen bis Monaten zur chronischen Nephritis und schließlich zum Nierenversagen kommen.

Neben den oben genannten Streptokokkeninfektionen können auch noch einige andere Infektionskrankheiten zur akuten diffusen Glomerulonephritis mit ähnlichem Krankheitsverlauf führen. Dazu gehören unter anderem Herzinnenhautentzündungen, Fleckfieber, Typhus, Ruhr, Cholera, Malaria, Diphtherie und Masern.

Bösartige Nephritis

Die *perakute bösartige Nephritis* beginnt manchmal 8–14 Tage nach einer Streptokokkeninfektion und gilt dann als besonders schwerwiegende Form der diffusen akuten Glomerulonephritis. Oft sind aber keine Vorerkrankungen als Ursachen nachweisbar, der Grund für die Erkrankung bleibt dann ungeklärt (vielleicht auch Autoimmunvorgänge).

Beginnt mit schwerem Krankheitsgefühl

Diese Form beginnt mit schwerem Krankheitsgefühl, starken Kopfschmerzen, deutlichen Schmerzen in der Nierengegend, ausgeprägten Schwellungen vor allem im Gesicht und meist sehr hohem Blutdruck. Im Urin ist deutlich Blut zu erkennen, labordiagnostisch stellt man darin viel Eiweiß fest. Die Heilungsaussichten sind bei dieser Form ungünstig bis ausgesprochen schlecht. Die Erkrankung verläuft sehr rasch und

Kann nach einigen Wochen zur Nierenfunktionsschwäche führen

kann schon nach einigen Wochen zur Nierenfunktionsschwäche führen, die bald mit lebensbedrohlicher Harnvergiftung endet. Deshalb muß meist frühzeitig durch Dialyse (Blutwäsche) begonnen werden, um das Leben zu retten. Im *Latenzstadium* spürt der Patient selbst praktisch nichts von seiner fortbestehenden, aber „schlummernden" Krankheit. Labordiagnostisch läßt sie sich aber durch Blut und Eiweiß im Urin nachweisen. Zum Teil ist auch der Blutdruck erhöht; dann besteht ein besonders hohes Risiko, daß es nach Jahren zum Nierenversagen kommt.

Mögliche Folgekrankheiten

Nierenversagen

Gefürchtetste Komplikation der akuten Nephritis ist der Übergang ins chronische Stadium mit fortschreitender Leistungsschwäche der Nieren, die schließlich zum tödlichen Nierenversagen führt. Durch rechtzeitige und ausreichend lange Therapie läßt sich diese Folge oft verhindern, regelmäßige Kontrolluntersuchungen sorgen später dafür, daß eine auch nach scheinbar völliger Heilung noch mögliche Nierenschwäche früh erkannt und behandelt wird. Wenn die Nieren ihre Funktionen nicht mehr erfüllen, bleibt als lebensrettende einzige Hilfe die regelmäßige Dialyse, sofern keine Transplantation möglich ist. Diese schwerwiegenden Folgen werden später noch ausführlicher beschrieben.

Einzige Hilfe ist die Dialyse

Erhöhter Blutdruck

Weitere häufige Komplikationen betreffen das Herz-Kreislauf-System. Der Blutdruck erhöht sich meist auf Werte zwischen 150–175/110–115 mm Hg, bei vorher bereits bestehendem Bluthochdruck noch stärker. Dadurch wird das Herz überfordert, bei der Hälfte der Patienten kommt es zur Herzschwäche. In manchen Fällen bricht der Kreislauf zusammen.

Herzschwäche

Pulsbeschleunigung

Bei typischem Verlauf vermindert sich die Pulsfrequenz auf unter 60 Schläge/Minute; es ist aber auch möglich, daß eine Pulsbeschleunigung (über 80 Schläge/Minute) eintritt, eine Komplikation, die als besonders bedenklich beurteilt werden muß. Auch Herzrhythmusstörungen treten gelegentlich ein.

Störung der Atmungsorgane

Mit der Herzbelastung ist häufig eine Störung der Atmungsorgane verbunden. Sie führt zur unterschiedlich schweren Atemnot, in selteneren Fällen zum Lungenödem, bei dem die Lungen mit Flüssigkeit gefüllt sind.

Starke Kopfschmerzen

In den meisten Fällen treten unterschiedlich starke Kopfschmerzen auf, die eine Hirnschwellung anzeigen können. Besonders bedenklich wird das, wenn die Kopfschmerzen von Übelkeit, Erbrechen und Bewußtseinsstörungen begleitet werden, weil dann eine ausgeprägte Hirnschwellung vorliegt.

Blutarmut

Blutarmut ist eine weitere mögliche Komplikation der akuten Nephritis. Man erkennt sie an der blassen, fahlen Gesichtsfarbe, die genaue Diagnose ist aber nur durch Laborbefunde möglich.

Acidose

Schließlich kann im Verlauf der akuten Nephritis eine Acidose eintreten. Dabei wird der pH-Wert des Bluts zur sauren Seite hin verschoben, es kommt also zur allgemeinen Übersäuerung. Dieser Zustand ist bedenklich, weil die meisten biochemischen Lebensfunktionen nur bei einem annähernd konstanten Säure-Basen-Verhältnis korrekt ablaufen können. Diese Komplikation kündigt sich meist durch gesteigerte Atmung an, weil die Übersäuerung das Atemzentrum reizt. Sofortige fachliche Hilfe ist beim geringsten Verdacht auf Acidose notwendig.

Komplikationen lassen sich nie verhüten

Zuverlässig lassen sich Komplikationen bei akuter Nephritis nie verhüten. Aber das Risiko wird doch deutlich verringert, wenn die Behandlung so früh wie möglich beginnt und auch nach dem Abklingen der Symptomatik noch einige Zeit fortgesetzt wird.

Behandlung der akuten Entzündung

Keine Selbsthilfe!

Selbstverständlich scheidet bei einer so ernsten Erkrankung, wie akute Nephritis sie immer darstellt, jeder Selbsthilfeversuch aus. Die folgenden Angaben zur Therapie sind deshalb ausschließlich zur Information gedacht, keinesfalls als Anleitung zur eigenverantwortlichen Behandlung. Zwar können einige Naturheilverfahren selbständig durchgeführt werden, aber nur nach vorheriger Erlaubnis des Therapeuten. Bei schwerem Krankheitsverlauf ist nicht selten sogar eine Behandlung in der Klinik notwendig.

Bettruhe ist notwendig

Zu Beginn der akuten Glomerulonephritis muß Bettruhe eingehalten werden, bis eine deutliche Besserung und Fiebersenkung eingetreten ist. Auch danach muß für ausreichend Ruhe und Erholung gesorgt und jede körperliche Anstrengung vermieden werden. Nur langsam darf man sich nach dem Abklingen der akuten Symptome wieder an die üblichen körperlichen Belastungen des Alltags gewöhnen und durch mäßiges, aber regelmäßiges Ausdauertraining allmählich die körperliche Leistungsfähigkeit verbessern. Das erfolgt stets nach fachlicher Anweisung.

Längere Diät

Zur Entlastung der Nieren ist für längere Zeit Diät erforderlich, die individuell je nach Krankheitsverlauf verordnet wird. Einleitend werden oft einige strenge Fastentage verordnet, an denen man bei Nierenleiden nur wenig trinken darf (üblicherweise muß beim Fasten reichlich getrunken werden). Nach 3–5 Fastentagen geht man dann oft zu Saft- und Rohkostkuren über; auch die Apfel-Reis-Diät kommt nach Verordnung in Frage.

Mindestens 3 weitere Wochen lang muß die Kost fett-, eiweiß- und gewürz-(salz-)arm sein, auf Alkoholika und Milch ist zu verzichten. Am besten hält man aber eine rohkostreiche Vollwertdiät ohne Fleischwaren bis zur völligen Heilung ein, das entscheidet der Therapeut.

Ausnahme

Eine Ausnahme besteht dann, wenn mit dem Urin besonders viel Eiweiß ausgeschieden wird, das ersetzt werden muß. In solchen Fällen können Hülsenfrüchte, Quark, magerer Käse, Eierspeisen und Fischgerichte, ab und zu auch mäßig mageres Fleisch angezeigt sein, wenn der Therapeut zustimmt.

Antibiotika

Medikamentös behandelt die Schulmedizin die akute Glomerulonephritis in der Regel durch Antibiotika gegen bakterielle Infektionen. Trotz möglicher erheblicher Nebenwirkungen werden Antibiotika vorsorglich auch von der Naturmedizin einleitend oft verordnet, aber meist ergänzt durch individuell ausgewählte homöopathische Mittel.

Homöopathische Mittel

Unter anderem kommen Solidago (Goldrute) D 1–D 2 als Hauptmittel, daneben z. B. noch Cantharis D 4, Ipecacuanha D 4, Kalium sulfuricum D 3–D 12 oder Phosphorus D 4 in Frage, um gezielt die Selbstheilungsregulationen anzuregen.

Pflanzliche Mittel

Außerdem eignen sich unterstützend die pflanzlichen Mittel Birkenblätter, Bruchkraut und wiederum die Goldrute in fertiger Arzneizubereitung, um die Harnausscheidung anzuregen und die Nierenentzündung schneller auszuheilen. Vor allem die Goldrute zeichnet sich in homöopathischer und nichthomöopathischer Zubereitung durch ihre gut nierenschützende Wirkung aus.

Kortikosteroide werden von der Naturheilkunde nicht verordnet

Grundsätzlich nicht verordnet werden von der Naturheilkunde Kortikosteroide, die von der Schulmedizin in manchen Fällen für notwendig erachtet werden. Dagegen spricht aus naturmedizinischer Sicht nicht nur, daß Kortikosteroide zu schwerwiegenden Nebenwirkungen führen können. Vielmehr verhindern sie oft auch, daß Naturheilverfahren (vor allem die Homöopathie) voll wirksam werden.

> Man muß sich deshalb meist entscheiden, ob man rein schulmedizinisch auch mit Kortikosteroiden oder mit Naturheilmitteln (bei Bedarf durch Antibiotika ergänzt) behandelt. Das vermag immer nur der Therapeut zuverlässig zu beurteilen.

Physikalische Maßnahmen kommen bei akuter Nephritis nur bedingt in Frage, wenn der Therapeut zustimmt. Bewährt hat sich im Einzelfall der *Lendenwickel*, der wie folgt angewendet wird:

Lendenwickel

- Ein Wolltuch passender Größe quer auf das Bett legen, darauf das etwas kleinere trockene Leinentuch und obendrauf das noch etwas kleinere, in warmes Wasser getauchte und leicht ausgewrungene Leinentuch. Darauf legt man sich so, daß der Wickel vom Rippenbogen bis zur Oberschenkelmitte reicht, und wickelt die Tücher einzeln um den Körper. Die Anwendung dauert ungefähr 1 1/2 Stunden und kann 1- bis 2mal täglich durchgeführt werden, danach ruht man jeweils noch mindestens 1/2 Stunde im Bett.

Heizkissen oder Wärmflasche

Anstelle des Lendenwickels kann man auch ein Heizkissen oder eine mit warmem Wasser gefüllte Gummiwärmflasche mehrmals täglich für etwa 1 Stunde auf die Nierengegend legen. In der Praxis führt der Therapeut manchmal eine Durchwärmung der Nieren mit Kurzwellenbestrahlungen durch. Die Wärmeanwendungen regen die Harnausscheidung an und können die Eiweißausscheidung mit dem Urin vermindern.

> Es sei nochmals betont, daß man die Behandlung nicht abbrechen darf, wenn subjektiv keine Beschwerden mehr bestehen. Das bedeutet noch keine völlige Heilung. Ein zu früher Abbruch der Therapie erhöht das Risiko von Rückfällen und chronischem Verlauf.

Chronisch-schleichende Nierenentzündung

Die chronische Nephritis verläuft schleichend und kann geraume Zeit nur mäßige Symptome verursachen, so daß sich ein Teil der Patienten nicht in fachliche Behandlung begibt. Ohne Therapie endet die Krankheit nach unterschiedlich langer Zeit immer mit einer vernarbenden Zerstörung des Nierengewebes und schließlich mit Nierenversagen, das aber häufig nur eine Niere betrifft. Wenn die Krankheit rechtzeitig erkannt und lange genug richtig behandelt wird, kann sie aber durchaus vollständig ausheilen. Das läßt sich jedoch nicht mit Sicherheit voraussagen, in manchen Fällen gelingt die völlige Heilung nicht mehr.

Ohne Behandlung endet die Krankheit mit Nierenversagen

Ursachen der chronischen Nephritis

Akute Glomerulonephritis

Der chronischen Nierenentzündung geht in vielen Fällen eine akute Glomerulonephritis voraus, die nicht vollständig ausgeheilt wurde. Teilweise kommt es auch immer wieder zu Rückfällen der akuten Entzündung, bis sich daraus schließlich die andauernde chronische Nephritis entwickelt. Recht oft besteht vorher ein subjektiv praktisch beschwerdefreies Latenzstadium (s. akute Nephritis), das nach Jahren in die chronische Entzündung übergeht.

Chronische Infektionen der Harnblase und Harnröhre

Als weitere häufige Ursachen gelten chronische oder häufig wiederkehrende Infektionen der Harnblase und Harnröhre. Sie können zur unbemerkten Mitbeteiligung der Nieren führen, die schließlich chronisch entzündet werden. Davon sind Frauen wesentlich häufiger als Männer betroffen, insbesondere auch während der Schwangerschaft.

Im Einzelfall auch eine lange Erkältung

Im Einzelfall kann der chronischen Nephritis eine wochenlange Erkältung oder chronische Mandelentzündung vorausgehen, bei Kindern auch Scharlach. Dadurch kann es ebenfalls zur zunächst unbemerkten Nierenentzündung kommen, die mangels Therapie bald chronisch wird.

Begünstigende Faktoren

Als begünstigende Faktoren der chronischen Nephritis gelten vor allem Zuckerkrankheit und Bluthochdruck. Diabetes erhöht allgemein die Anfälligkeit für Erkrankungen der Ausscheidungsorgane (s. a. Blasenentzündung), Bluthochdruck kann allmählich zur fortschreitenden Nierenschädigung führen. Auch mangelnde Widerstandskraft gegen Nässe und Kälte spielt zum Teil eine Rolle. Allein durch diese Faktoren kommt es zwar nicht zur chronischen Nephritis, aber sie erhöhen unter Umständen die Anfälligkeit dafür.

Auch Arteriosklerose ist ein Risikofaktor

Auch wenn die Blutgefäße der Nieren bei älteren Menschen bereits durch Arteriosklerose geschädigt sind, kann das Risiko steigen, an einer chronischen Nephritis mit fortschreitender Nierenschwäche zu erkranken. Allein die Arteriosklerose bedingt in solchen Fällen schon eine Niereninsuffizienz, die durch die schleichende Nephritis verschlimmert wird.

Langzeitgebrauch von Schmerzmitteln

Schließlich gibt es noch eine Sonderform der chronischen Nierenentzündung, die durch Langzeitgebrauch von Schmerzmitteln verursacht oder zumindest begünstigt wird. Die meisten chemischen Schmerzmittel belasten die Nieren bei längerem Gebrauch in hoher Dosis erheblich. Deshalb dürfen auch die rezeptfreien Mittel nur kurze Zeit eingenommen werden. Wenn chronische Schmerzen bestehen, die auf andere Weise nicht gelindert werden können, muß der Therapeut die Schmerzmittel auswählen, die für die Nieren das geringste Risiko darstellen. Regelmäßige Kontrollen der Nierenfunktionen sorgen dann dafür, daß Schäden frühzeitig erkannt und behandelt werden, eine ergänzende Nierenschutztherapie (vor allem durch Goldrute) kann Schmerzmittelschäden vorbeugen.

Symptome, Verlauf und Komplikationen

2 Grundformen

Bei der chronischen Nephritis unterscheidet man prinzipiell 2 Grundformen. Sie lassen sich aber nicht immer streng gegeneinander abgrenzen, die Übergänge sind oft fließend, und es gibt auch Mischformen.

Eine Form ist durch Ödeme gekennzeichnet

Die eine Verlaufsform wird vor allem durch die Wassersucht (Ödeme) gekennzeichnet. Sie erklären sich unter anderem aus der eingeschränkten Fähigkeit der Nieren, den Wasserhaushalt im Gleichgewicht zu halten; deshalb wird Flüssigkeit in den Geweben zurückgehalten. Wenn Bluthochdruck besteht, treten oft keine Ödeme auf.

Die Flüssigkeitsansammlungen sind individuell unterschiedlich lokalisiert. Oft bilden sich Ödeme im Unterhautgewebe, was zu Schwellungen im Gesicht, an den Augenlidern, aber auch an den Füßen und Unterschenkeln führt. Ferner können Ödeme in den großen Körperhöhlen entstehen und zur feuchten Rippenfellentzündung und Bauchwassersucht führen. Nicht zuletzt kann es auch noch zu Ödemen im Herzbeutel mit erheblichen Herzbeschwerden kommen.

Bei der 2. Form besteht Bluthochdruck

Bei der anderen Grundform der chronischen Nephritis steht der Bluthochdruck im Vordergrund, der um 160–170/90–100 mm Hg betragen kann; bestand schon vor der Nierenentzündung Hochdruck, liegen die Werte unter Umständen noch wesentlich höher. Ödeme treten bei dieser Form seltener auf, sind aber nicht völlig ausgeschlossen.

Wenn der Bluthochdruck als wichtigstes Symptom besteht, gibt es im Einzelfall kaum Beschwerden, die an eine Nierenerkrankung denken lassen. Vielmehr stehen dann unklare Warnzeichen am Herz-Kreislauf-System im Mittelpunkt, insbesondere Schwindel, Ohrensausen, Kopfschmerzen, Druck und Enge in der Herzgegend, anfangs gerötete, später blasse Gesichtsfarbe. Die genaue Diagnose des Hochdrucks ist immer nur durch Messung der Werte möglich.

Es kann zur Herzschwäche und Arteriosklerose kommen

Da hoher Blutdruck eine ständige Belastung des Herzens und der Blutgefäße darstellt, kann es im weiteren Verlauf als Komplikation oft zur Herzschwäche und fortschreitenden Arteriosklerose kommen.

Zu den allgemeinen Symptomen, die unabhängig von der Verlaufsform an eine chronische Nephritis denken lassen, gehören vor allem noch:

Allgemeine Symptome

- allgemeines unklares Krankheitsgefühl mit abnorm rascher Ermüdbarkeit bis zur Erschöpfung, Leistungsschwäche und allgemeinen Schwächezuständen;
- Appetitmangel, vermehrter Durst, gelegentlich unangenehmer Geschmack im Mund;
- Druckgefühl, seltener Schmerzen in der Lenden- und Nierengegend; der Schmerz kann in den Bauch und bis zur Leistengegend sowie in die Schultern ausstrahlen;
- mäßiges Fieber, manchmal verbunden mit Schüttelfrost;
- unklares Druck- und Engegefühl im Brustraum mit Atemnot, was aber oft nur zwischendurch einmal auftritt;
- schäumender Harn als Hinweis auf vermehrte Eiweißaus-

scheidung und Blutbeimengungen im Urin; das Blut kann zum Teil nicht mit bloßem Auge, sondern nur labordiagnostisch nachgewiesen werden.

Klarheit bringt nur die fachliche Untersuchung

Alle diese Symptome sind vieldeutig, können also auch bei anderen Krankheiten auftreten. Klarheit bringt immer nur die fachliche Untersuchung, die so bald wie möglich durchgeführt werden muß.

Langwierige Therapie der Erkrankung

Die Therapie kann Monate bis Jahre dauern

Chronische Erkrankungen erfordern auch eine „chronische" Therapie. Sie kann bei chronischer Nephritis Monate bis Jahre dauern. Wenn keine Ausheilung mehr gelingt, muß sogar lebenslang behandelt werden, um Nierenversagen zu verhüten. Alle therapeutischen Maßnahmen bleiben stets fachlicher Verordnung vorbehalten. Manchmal kann einleitend ein Klinikaufenthalt mit Intensivtherapie erforderlich sein.

Geregelte Lebensweise ohne Überforderung

Zur Grundbehandlung ist eine geregelte Lebensweise notwendig, die jede Überforderung vermeidet. Das körperliche Leistungsvermögen kann nur allmählich durch regelmäßiges leichtes Ausdauertraining vorsichtig wieder verbessert werden. Wenn stärkere Beschwerden und Fieber bestehen, ist anfangs immer Bettruhe notwendig. Auf Nikotin muß strikt verzichtet werden, Wein kann gelegentlich in geringen Mengen getrunken werden, aber kein anderer Alkohol.

Individuelle Diät

Die Diät wird individuell vom Therapeuten verordnet und muß normalerweise fett-, eiweiß-, salz- und gewürzarm, aber rohkost- und kohlenhydratreich sein. Wenn durch hohe Eiweißausscheidung mit dem Urin Eiweißmangel eingetreten ist, reichert man die vegetarische Grundkost durch Fisch, Eier, Quark, andere Milchprodukte und gelegentlich etwas Fleisch an. Vegetarische Ernährung mit reichlich Rohkost eignet sich aber in den meisten Fällen gut zur Basisbehandlung.

Einleitend können einige Fasten-, Rohkost- und Saftfasttage angezeigt sein, um die Nieren zu entlasten und durch allgemeine Umstimmung die Selbstheilungsregulationen wieder in Gang zu bringen. Anschließend hat sich oft für einige Wochen die Apfel-Reis-Diät bewährt, die vom Therapeuten verordnet wird.

Medikamentös können Antibiotika gegen Infektionen angezeigt sein. Oft kommt man bei chronischer Nephritis aber ohne sie aus. Besser wirken meist die individuell ausgewählten homöopathischen Mittel. Dabei steht wieder die Goldrute (Solidago) mit ihrer nierenspezifischen Wirkung im Vordergrund, die unverdünnt auch von der Pflanzenheilkunde verordnet wird. Ferner können die homöopathischen Mittel Apis D 3–D 6, Berberis D 3 oder Phosphorus D 6–D 12 und pflanzliche Arzneimittel mit Bärentraube, Birkenblättern, Bohnenschalen und Bruchkraut zur ergänzenden Therapie über längere Zeit angewendet werden.

Homöopathische Mittel

Wenn Bluthochdruck* im Vordergrund der Symptomatik steht, ist eine zusätzliche Behandlung zur Senkung der Blutdruckwerte und zum Schutz von Herz und Gefäßen notwendig. Auch dazu eignen sich homöopathische Mittel, wie Rauwolfia ab D 4, und Heilpflanzen, z. B. Weißdorn, Mistel und Ackerschachtelhalm. Stark erhöhter Blutdruck kann zunächst chemische Medikamente erfordern, die aber bei längerem Gebrauch zu erheblichen Nebenwirkungen führen. Deshalb sollten sie möglichst nur kurz angewendet werden.

Senkung des Bluthochdrucks

Physikalische Maßnahmen sollen bei chronischer Nephritis das Herz-Kreislauf-System entlasten und die Nierendurchblutung verbessern. Sie werden aber nicht von jedem Patienten gut vertragen und müssen daher vom Therapeuten verordnet werden. Gut bewährt haben sich zur lokalen Anwendung die bei akuter Nephritis genannten Lendenwickel und Heizkissen oder Wärmflaschen auf die Nierengegend, außerdem Kurzwellenbestrahlungen der Nieren und Bindegewebsmassagen der Lendengegend. Ferner sind die bei Blasenentzündung beschriebenen Sitzbäder angezeigt, denen man fertige Haferstroh- oder Heublumenzusätze zufügt.

Physikalische Maßnahmen

Allgemein wirksam sind *Bürstenbäder*, die man wie folgt durchführt:

Bürstenbäder

- Man setzt sich in die mit 35–37 Grad warmem Wasser gefüllte Badewanne, wobei das Wasser ungefähr bis zum Nabel reicht und (im Gegensatz zum Sitzbad) auch die Beine ganz ins Wasser kommen. Mit einem groben Schwamm oder einer nicht zu weichen Bürste, die man

* Zur weiteren Information empfehlen wir zu diesem Thema das Buch „Risiko Bluthochdruck“ von Gerhard Leibold, erschienen im Dr. Werner Jopp Verlag, Wiesbaden; ISBN 3-926955-06-6.

immer wieder ins Wasser taucht, bürstet man dann kräftig die Haut, und zwar immer herzwärts, sonst drohen Herz-Kreislauf-Beschwerden. Zunächst bürstet man die rechte Fußsohle ab, dann das rechte Bein aufwärts bis zum Leib mit mehreren kräftigen Strichen, anschließend links. Dann behandelt man in gleicher Weise zunächst den rechten, danach den linken Arm jeweils von den Fingers bis zur Brust. Wenn das Bad nicht so gut vertragen wird, kann man das Bürstenbad auch trocken außerhalb der Badewanne durchführen.

Regt die Durchblutung an

Die Anwendung regt vor allem die Durchblutung, den Lymphfluß und den Stoffwechsel an und fördert die Ausscheidung von Schlacken über die Haut.

Auch wenn die Therapie eine chronische Nephritis scheinbar vollständig ausgeheilt hat, kann es noch zu späten Rückfällen kommen. Deshalb empfehlen sich regelmäßige Kontrolluntersuchungen, damit man bei Bedarf frühzeitig wieder mit der Therapie beginnen kann.

Regelmäßige Kontrolluntersuchungen sind erforderlich

Die schleichende Nephrose

Die Fachbezeichnung Nephrose gilt heute im offiziellen Sprachgebrauch zwar als veraltet, wird in der Praxis aber immer noch verwendet und deshalb auch hier beibehalten. Es handelt sich dabei um die Sammelbezeichnung für verschiedene degenerative Nierenkrankheiten, die bei Männern häufiger als bei Frauen auftreten. Sie verlaufen unterschiedlich schwer, enden unbehandelt aber immer mit Nierenversagen.

Verschiedene degenerative Nierenkrankheiten

Ursachen des chronischen Leidens

Die chronisch-schleichend verlaufende Nephrose kann aus unterschiedlichen Ursachen entstehen, die primär nicht die Nieren betreffen müssen. In der Mehrzahl der Fälle ist sie

Meist Folge einer akuten Glomerulonephritis

aber die Folge einer akuten Glomerulonephritis (s. akute Nierenentzündung), die nicht vollständig ausgeheilt wurde.

Oft auch Infektionen als Ursache

Oft geht einer Nephrose auch eine Infektion außerhalb der Nieren voraus. Zu den häufigsten Infektionen gehören bakterielle Entzündungen der Mandeln oder des Bauchfells, seltener Diphtherie und Tuberkulose. Auch Virusinfektionen (z. B. Erkältung, Grippe) können im Zusammenhang mit einer Nephrose stehen.

Störung des Fettstoffwechsels

Bei einem Teil der Patienten liegt eine Störung des Fettstoffwechsels vor. Sie führt dazu, daß Cholesterin und Neutralfette (Triglyzeride) in den Nieren eingelagert werden. Dadurch vergrößern sich diese und nehmen eine weißlichgelbe Farbe an. Durch die Einlagerungen wird das Nierengewebe allmählich immer stärker degenerativ verändert.

Nierentumoren

Schmerzmedikamente

Als weitere Ursachen der Nephrose kommen bösartige Nierentumoren und toxische Schädigungen der Nieren in Frage. Zu den wichtigsten Giftstoffen, die zur toxischen Nephrose führen, gehören verschiedene, zu lange und/oder zu hoch dosierte Medikamente gegen Schmerzen. Wachsende Bedeutung gewinnen heute aber auch die zahlreichen Umweltgifte (insbesondere Schwermetalle), die „an die Nieren gehen" können.

Symptomatik und Verlauf

Allmählich zunehmende Beschwerden

Typische Warnzeichen

Die Nephrose entwickelt sich schleichend mit allmählich zunehmenden Beschwerden. Anfangs werden sie von vielen Patienten auf die leichte Schulter genommen, so daß die Nierendegeneration bis zur fachlichen Diagnose schon recht weit fortgeschritten sein kann. Die Symptome bleiben oft lange Zeit zu unklar, als daß man ohne weiteres an eine Nierenerkrankung denken müßte. Typische Warnzeichen sind vor allem:

- zunehmende Müdigkeit, Mattigkeit und Leistungsschwäche, die sich auch durch ausreichend Erholung und Schlaf kaum bessern;
- chronische Kopfschmerzen, teilweise auch dumpfe Schmerzen im Rücken (Nierengegend);
- unklare Verdauungsbeschwerden, vor allem Appetit-

mangel, Völlegefühl, Neigung zu Erbrechen und Durchfall sowie abnorm starker Durst;
- in weiter fortgeschrittenen Fällen Atemnot, Herzbeschwerden und anfallsweise Pulsbeschleunigung, die meist mit stark vermehrter Harnausscheidung einhergeht;
- schäumender Urin als Zeichen für erhöhte Eiweißausscheidung, aber keine Blutbeimengungen (im Gegensatz zu Nierenentzündungen);
- Schwellungen durch Flüssigkeitsansammlung im Bindegewebe und unter der Haut, insbesondere im Gesicht, an den Beinen, zum Teil auch an den Armen und in der Bauchhöhle; oft entwickeln sich die Ödeme schleichend zunehmend, teilweise treten sie aber auch plötzlich auf.

Keine Blutdruckerhöhung

Im Gegensatz zu Nierenentzündungen wird der Blutdruck durch Nephrose nicht erhöht, der diastolische (2.) Meßwert liegt in der Regel unter 100 mm Hg. Das schließt jedoch nicht aus, daß durch andere Ursachen Bluthochdruck entsteht.

Die ernsten Folgekrankheiten

Latenzstadium dauert meist jahrelang

Die fortschreitende Degeneration des Nierengewebes bei Nephrose schränkt die lebenswichtigen Ausscheidungsfunktionen zunehmend ein. In der Regel können die Nieren die nachlassende Funktionsfähigkeit jedoch noch geraume Zeit einigermaßen ausgleichen, so daß keine akut lebensbedrohlichen Symptome auftreten. Diese Phase, in der die Nephrose schleichend fortschreitet, wird als *Latenzstadium* bezeichnet. Diese Latenzphase dauert meist jahrelang. Das bietet die Chance, durch frühzeitige Langzeittherapie wieder eine Regeneration der Nieren herbeizuführen, die allerdings oft nicht mehr vollständig gelingt. Wenn diese Gelegenheit nicht genutzt werden kann, weil sich der Patient mit den schleichenden Beschwerden abfindet und nicht den Therapeuten aufsucht, entwickelt sich dann allerdings recht schnell (meist innerhalb von 6–12 Monaten) die ausgeprägte Nierenfunktionsschwäche als gefürchtetste Komplikation der Nephrose. Sie kann nicht mehr ausgeglichen werden, es kommt ohne Behandlung zum lebensbedrohlichen Nierenversagen mit fortschreitender Harnvergiftung.

Die Nierenfunktionsschwäche ist die gefürchtetste Komplikation

Eine weitere Komplikation geht von den Ödemen aus. Wenn

Eine weitere Komplikation geht von den Ödemen aus

sie ausgedehnt bestehen (z. B. in der Bauchhöhle), überlasten sie den Kreislauf, und es drohen erhebliche Störungen der Herz-Kreislauf-Regulation. Aber auch eine zu schnelle Ausleitung der Ödeme durch harntreibende Mittel ist für das Herz-Kreislauf-System bedenklich, das dadurch unter Umständen zusammenbricht. Außerdem erhöht die rasche Ausleitung der Wasseransammlungen das Risiko von Thrombosen, und es kann zum akuten Nierenversagen kommen.

Bei Ödemen im Gehirn treten verschiedene Hirndrucksymptome auf, insbesondere Kopfschmerzen, Schwindel und Sehstörungen. In schweren Fällen ähneln die Symptome dem Zustand vor einem Schlaganfall.

Erhöhte Gefahr durch Infektionskrankheiten

Schließlich besteht bei Nephrosen noch eine erhöhte Gefährdung durch Infektionskrankheiten. Selbst leichte Infekte, die im Alltag immer wieder auftreten (z. B. ein Bronchialkatarrh) stellen für Patienten mit Nephrose bereits ein erhebliches Risiko dar.

Therapeutische Möglichkeiten bei Nephrose

Ungünstige Heilungsaussichten bei fortgeschrittener Nephrose

Auch eine jahrelang bestehende, weiter fortgeschrittene Nephrose läßt sich therapeutisch noch beeinflussen. Die Aussichten auf Heilung werden jedoch desto ungünstiger, je weiter die Nierendegeneration im Lauf der Zeit fortgeschritten ist. Die Behandlung ist individuell unterschiedlich, abhängig vom Krankheitsbild im Einzelfall. Sie muß stets fachlich verordnet werden; teilweise empfiehlt sich einleitend auch ein Kuraufenthalt in einem auf Nierenleiden spezialisierten Sanatorium.

Körperliche Überforderung muß vermieden werden

Allgemein gilt bei Nephrose, daß jede körperliche Überforderung vermieden werden muß. Wenn die Krankheit bereits zur verminderten Leistungsfähigkeit geführt hat, größere Ödeme mit Herz-Kreislauf-Belastung und/oder zusätzliche Infektionen bestehen, muß Bettruhe bis zur Besserung eingehalten werden. Danach kann man versuchen, das Leistungsvermögen allmählich durch individuell angemessenes Ausdauertraining wieder zu steigern.

Besondere Beachtung erfordern Infektionen, auch wenn sie normalerweise banal verlaufen, und chronische Infektionsherde, die hauptsächlich an den Zahnwurzeln und Mandeln

Infektionen erfordern besondere Beachtung

bestehen. Für Nephrosekranke bedeuten sie ein so hohes Risiko, daß auch eine Behandlung durch Antibiotika oder Operation notwendig sein kann. Selbst so einfache Infektionen wie beispielsweise ein Rachenkatarrh müssen unbedingt fachlich behandelt werden.

Ernährung

Die Diät beginnt am besten mit 3–5 Rohkosttagen. Anschließend geht man zu einer vollwertigen Ernährung über, die neben viel Rohkost auch genügend Eiweiß in Form von Milchprodukten enthalten muß. Ob daneben auch Fleisch und Fisch als hochwertige Eiweißträger angezeigt sind, entscheidet individuell der Therapeut, abhängig von der Funktionsfähigkeit der Nieren. Die Eiweißzufuhr muß immer ausreichen, um die Eiweißverluste mit dem Urin auszugleichen, sonst droht bei der chronisch verlaufenden Nephrose im Lauf der Zeit erheblicher Eiweißmangel.

Einschränkung der Kochsalzzufuhr

Die Kochsalzzufuhr muß deutlich eingeschränkt werden. Allerdings darf man im allgemeinen nicht ganz auf Kochsalz verzichten (sofern nicht ausdrücklich verordnet), weil sich sonst im Lauf der Zeit ein Mangelzustand einstellt. Im allgemeinen sollen täglich 3–4 g Kochsalz verwendet werden, das ist wesentlich weniger, als die übliche Kost an Salz enthält.

Flüssigkeitszufuhr

Eine ausreichende, den Nierenfunktionen angepaßte Flüssigkeitszufuhr ist ebenfalls unverzichtbar. Dabei richtet man sich nach der Faustregel, daß die Trinkmenge nicht höher als die Menge des am Tag zuvor ausgeschiedenen Urins liegen darf; das ermittelt man bei Bedarf, indem man den in 24 Stunden ausgeschiedenen Harn in einem Spezialbehälter mit Maßeinteilung sammelt.

Homöopathische Mittel

Zur medikamentösen Behandlung der Nephrose eignen sich vornehmlich wieder homöopathische Mittel. Neben Solidago (Goldrute) D 1, dem Standardmittel für die Nieren, kommen zum Beispiel noch Acidum formicicum D 12, Apis D 3–D 6, Berberis D 3, Dulcamara D 3, Kalium nitricum D 3 und Phosphorus D 6 in Frage. Die Pflanzenheilkunde gibt ergänzend ebenfalls Fertigarzneimittel mit Goldrute, außerdem Birke, Brennessel, Hauhechel, Malve und Petersilie in fertiger Zubereitung, um die Nierenfunktionen zu verbessern.

Vorsicht vor stark harntreibenden Mitteln

Vorsicht ist allerdings mit allen stärker harntreibenden Mitteln geboten, die nur sehr zurückhaltend verabreicht werden dürfen, um Herz-Kreislauf-Störungen, Thrombosen und akutes Nierenversagen zu verhüten. Die Ödeme müssen im allgemeinen nicht rasch ausgeschwemmt werden, es genügt, wenn man sie so langsam ausscheidet, daß die Nieren nicht überfordert werden.

Physikalische Maßnahmen

Die physikalischen Maßnahmen bei Nephrose entsprechen weitgehend denen bei chronischer Nephritis. Warme Lendenwickel oder die Auflage von Heizkissen und Wärmflaschen auf die Nierengegend und Bürstenbäder genügen im allgemeinen zur Langzeittherapie. Jeden 2.–3. Tag kann man außerdem (bei Verträglichkeit) ein warmes Sitzbad mit Zusatz von Haferstroh oder Heublumen (als fertige Badezusätze) durchführen, das 10–15 Minuten dauert.

Hautpflege

Nach dem Baden und nach der täglichen Körperpflege am Morgen soll die gesamte Haut mit einem pflanzlichen Hautfunktionsöl (aus dem Reformhaus) eingerieben werden, das man sanft einmassiert. Das verbessert die Kreislauffunktionen und die Nierendurchblutung.

Steinleiden der Nieren

Bei Männern häufiger

Nierensteine sind recht weit verbreitet, ungefähr jeder 100. leidet bei uns daran. Bei Männern kommen sie häufiger als bei Frauen vor. Zwar können sich die Konkremente in den Nieren in jedem Lebensalter bilden, gehäuft entwickeln sie sich jedoch zwischen dem 30. und 40. Lebensjahr.

So entstehen Nierensteine

Die Grundursachen sind noch unklar

Möglicherweise Erbanlage

Die Grundursachen für die Bildung von Nierensteinen sind heute noch nicht genau geklärt. Es scheint aber festzustehen, daß es nur dann zum Nierensteinleiden kommt, wenn mehrere Krankheitsfaktoren bestehen. Möglicherweise spielt bei einigen (oder allen?) Betroffenen auch eine vererbte Anlage zur Steinbildung eine Rolle. Bei knapp 30 % der Patienten muß man sich damit abfinden, daß trotz umfassender Diagnostik überhaupt keine eindeutigen Ursachen feststellbar sind.

Die häufigsten Ursachen

Unter dem Vorbehalt, daß die eigentlichen Grundursachen der Nierensteinbildung bisher unbekannt sind, diskutiert man eine Reihe von Faktoren, die als Mitverursacher die Nierensteine begünstigen. Erst wenn mehrere dieser Ursachen zusammentreffen, können sich gewöhnlich Nierensteine bilden.

Renale und extrarenale Ursachen

Man unterscheidet dabei renale Faktoren, die in den Nieren und Harnwegen selbst bestehen, von den extrarenalen Ursachen außerhalb der Ausscheidungsorgane.

Wichtigste Mitverursacher

Zu den wichtigsten dieser Faktoren gehören nach heutigem Wissen:

- veränderte Zusammensetzung und Konzentration des Urins, die unter anderem durch zu geringe Flüssigkeitszufuhr und starkes Schwitzen, aber auch bei Krankheiten entsteht;
- Mangel an Hemmstoffen (wie Magnesium, Zitrat) im Urin, die normalerweise die Ausfällung von Konkrementen aus dem Harn verhindern;
- entzündliche Veränderungen an den Nieren und Harnwegen oder Abflußbehinderungen (z. B. Blasenhalsadenom, Mißbildungen), die zum Rückstau von Urin führen,
- Stoffwechselstörungen, insbesondere Gicht mit erhöhten Harnsäurewerten, aber auch Leberfunktionsstörungen, bei denen die Nieren durch verschiedene, im Harn zu stark konzentrierte Ausscheidungsprodukte belastet werden;
- Störungen des Kalziumhaushalts, die zum Teil durch hormonelle Einflüsse (Fehlfunktionen der Nebenschilddrüsen), teilweise auch durch Überdosierung von Vitamin D oder bei Nierenkrankheiten entstehen;
- Mangel an Vitamin A, das auf noch nicht genau geklärte Weise eine Rolle bei der Nierensteinvorbeugung zu spielen scheint;
- Fehler der Ernährung, die jedoch nicht ausreichend bekannt sind; es scheint aber, daß eine eiweiß- und fettreiche Kost das Risiko der Nierensteinbildung erhöht, während die rohkost- und kohlenhydratreiche Vollwertkost mit wenig Eiweiß und Fett Nierensteinen entgegenwirkt.

Daneben diskutiert man noch einige andere mögliche Ursachen, auf die hier aber nicht mehr eingegangen werden muß.

Sie sind noch zu unsicher, als daß man daraus die Nierensteinbildung besser verstehen könnte.

Entwicklung der Nierensteine

Hemmstoffe verhindern normalerweise die Ausfällung von Konkrementen aus dem Harn

Der Urin gesunder Menschen enthält verschiedene Hemmstoffe, unter anderem Magnesium und Zitrat, die normalerweise verhindern, daß aus dem Harn Konkremente ausgefällt werden und zu Nierensteinen „zusammenkleben". In manchen Fällen sind diese Hemmstoffe in zu geringer Konzentration im Urin enthalten, weil es zum Beispiel an ausreichender Magnesiumzufuhr mangelt. Dann können sie die Ausfällung von Kristallen aus dem Harn nicht verhindern.

Stark konzentrierter Harn

Häufiger enthält der Urin aber genügend dieser Hemmstoffe, ist aber zu stark konzentriert (übersättigt), als daß Magnesium, Zitrat und andere Hemmstoffe die Ausfällung von Konkrementen verhindern könnten. Dazu kommt es vor allem, wenn zu wenig getrunken oder stark geschwitzt wird, was stets zur erhöhten Urinkonzentration führt. Ferner kann der Harn übersättigt werden, wenn er lange willentlich zurückgehalten oder über die Harnleiter in die Nieren zurückgestaut wird. Unter Umständen befinden sich im Urin auch Kristallisationskerne, die trotz ausreichender Hemmstoffe zur Ausfällung von Harnbestandteilen führen; sie treten vor allem bei und nach entzündlichen Prozessen der Ausscheidungsorgane auf.

Kristallisationskerne

Nierensand, Nierengrieß

Am Anfang der Nierensteinentwicklung stehen winzige, aus dem Harn ausgefällte Konkremente, die man als *Nierensand* oder *Nierengrieß* bezeichnet. Wenn mehrere dieser Einzelkristalle miteinander verkleben, entsteht daraus allmählich ein größerer Nierenstein. Außerdem wirken die einzelnen winzigen Konkremente als Kristallisationskerne, an die sich immer mehr ausgefällte Harnbestandteile anlagern, so daß auch auf diese Weise größere Steine entstehen.

Meist werden die Nierensteine erbsengroß

Die Größe der Nierensteine ist sehr verschieden. Die meisten werden etwa so groß wie Reiskörner, Erbsen oder Linsen. Von diesen kleinen Steinen befinden sich in der Regel mehrere in den Nieren. Im Einzelfall können die Steine aber auch sehr groß werden (bei Operationen fand man Nierensteine bis zu 1 kg Gewicht) und als Ausguß- oder Korallensteine das gesamte Nierenbecken ausfüllen.

Unterschiedliche Zusammensetzung

Nierensteine bestehen zu 1/4 aus organischen Stoffen und zu 3/4 aus anorganischen Substanzen

Generell bestehen Nierensteine zu etwa 1/4 aus organischen Stoffen und zu 3/4 aus anorganischen Mineralsalzen. Je nachdem, welche anorganischen Substanzen darin überwiegen, unterscheidet man verschiedene Steinarten. Im allgemeinen kennt man die Zusammensetzung der Nierensteine allerdings nicht sicher, ehe nicht einzelne kleine Steinchen auf natürlichem Weg abgegangen sind und analysiert werden können. Deshalb sollten Patienten mit noch nicht genau bekannten Nierensteinen auf Steinchen im Urin achten, die sie zur Untersuchung dem Therapeuten vorlegen können, das erleichtert die gezielte Behandlung.

Zu den häufigsten Nierensteinarten gehören:

Kalzium-Oxalat-Steine

- *Kalzium-Oxalat-Steine*, die bei rund 60 % aller Nierensteinleiden vorliegen. Sie bestehen aus Kalksalzen und Oxalsäure, die in Gemüsen (vor allem Rhabarber, Spinat, Tomaten) enthalten ist, aber auch bei Krankheiten (wie Leberleiden, Zuckerkrankheit) vermehrt im Urin vorkommt. Nierensteine dieser Art sind meist sehr hart, grau bis schwärzlich, oft eckig oder zackig, was zu erheblichen Beschwerden führen kann. Im Röntgenbild lassen sie sich nicht erkennen. Es scheint, daß bei ihrer Entstehung ein Mangel an Magnesium und Vitamin B_6 eine Rolle spielt.

Uratsteine

- *Uratsteine* sind aus Harnsäure und harnsauren Salzen zusammengesetzt und machen ungefährt 20 % aller bei uns vorkommenden Nierensteine aus. Sie können nur im stark sauren Harn durch Ausfällung von Harnsäurekristallen entstehen; häufig sind auch die Harnsäureblutwerte erhöht, und es besteht Gicht. Meist sind Uratsteine hart und glatt, von gelblicher bis brauner Farbe. Sie verursachen weniger Beschwerden, lassen sich röntgendiagnostisch nicht darstellen und können oft durch Alkalisierung des Urins wieder aufgelöst werden.

Phosphatsteine

- *Phosphatsteine* sind weicher als andere Nierensteine, glatt, weiß bis bräunlich und werden schnell größer; sie verursachen vielfach andauernde Schmerzen, die sich plötzlich verschlimmern können. Neben reinen Phosphatsteinen gibt es noch Verbindungen, vor allem Kalzium-Ammonium-Phosphat- und Magnesium-Ammonium-

Phosphat-Steine. Infektionen im Bereich des Ausscheidungssystems begünstigen die Entwicklung phosphathaltiger Nierensteine.

Zystinsteine

- *Zystinsteine* kommen seltener vor und beruhen auf einem erblichen angeborenen Defekt des Zystinstoffwechsels (Zystin gehört zu den Aminosäuren, aus denen Eiweiß zusammengesetzt ist). Er führt beim Typ I dazu, daß sich vermehrt Zystin im Urin befindet, beim Typ II sind außerdem noch andere Aminosäuren (wie Arginin und Lysin) vermehrt im Urin vorhanden. Durch die Ausfällung des zu stark konzentrierten Zystins treten meist schon bei Kindern Nierensteine auf, die besonders schwer löslich sind.

Auf weitere Steinarten muß hier nicht mehr eingegangen werden. Sie haben nur einen geringen Anteil an den Nierensteinleiden.

Unklare Warnzeichen – akute Nierenkolik

Die Symptome des Nierensteinleidens sind verschieden, abhängig vor allem von der Größe und vom Sitz der Steine.

Die Steine bleiben oft jahrelang stumm

Nicht selten bleiben die Steine jahre- oder sogar jahrzehntelang „stumm", verursachen also keine Symptome. Dann werden sie allenfalls zufällig einmal bei einer anderen Untersuchung entdeckt.

Wenn Symptome auftreten, sind diese oft unklar und lassen nicht unbedingt an ein Nierensteinleiden denken. Zu diesen unspezifischen möglichen Warnzeichen gehören unter anderem:

Unklare Warnzeichen

- Neigung zu Blähungen, Übelkeit, teilweise auch Erbrechen, wobei man eher an eine Störung der Verdauungsorgane als an Nierensteine denkt.
- Dumpfes, meist leicht erträgliches Druck- und Schmerzgefühl im Kreuz (Nierengegend), an das sich viele Betroffene gewöhnen und deshalb keine Untersuchung veranlassen; nicht selten wird das mit Kreuzschmerzen durch Abnutzung der Bandscheiben verwechselt.
- Stauungserscheinungen im venösen Gefäßsystem, weil die Durchblutungsverhältnisse im Bauch-Becken-Raum behindert werden; dazu gehören Krampfadern und Hä-

morrhoiden, außerdem können Afterentzündungen auftreten.

Schwierigkeiten beim Wasserlassen und Blutbeimengungen im Urin

Deutlichere Hinweise auf eine Erkrankung der Nieren, die aber nicht nur bei Steinleiden auftreten, sind Schwierigkeiten beim Wasserlassen und Blutbeimengungen im Urin. Diese Symptome können auch andeuten, daß es infolge des Steinleidens bereits zu entzündlichen Prozessen, geschwürigen oder narbigen Veränderungen gekommen ist.

Akute Nierensteinkolik

Das typische und eindeutigste Symptom von Nierensteinen, das jeden Patienten wegen der heftigsten Schmerzen zwingt, den Therapeuten zuzuziehen, ist die *akute Nierensteinkolik.* Sie gehört zu den schwersten Schmerzzuständen, die einen Menschen heimsuchen können.

Dazu kommt es, wenn ein kleinerer Nierenstein durch sein Eigengewicht und den Harnfluß in Bewegung gerät und irgendwo in den ableitenden Harnwegen eingeklemmt wird. Die Muskulatur rennt dann gegen dieses Hindernis an, was zu den Kolikschmerzen führt. Entweder wird der Stein schließlich durch den Harnleiter in die Blase abgetrieben, wo er als Blasenstein (s. d.) verbleiben oder durch die Harnröhre endgültig ausgetrieben werden kann, oder er fällt schließlich wieder in die Niere zurück.

Verlauf der Kolik

Die Nierensteinkolik beginnt plötzlich mit starken, krampfartigen Schmerzen, die innerhalb weniger Minuten noch heftiger werden und Minuten bis Stunden dauern. Sie treten hauptsächlich auf der Seite auf, wo sich der Nierenstein befindet, betreffen aber auch die gesunde Seite mit und strahlen nach unten bis in die Innenseiten der Oberschenkel aus. Begleitet werden sie von Bauchdeckenspannung, Erbrechen, teilweise auch Schüttelfrost und Fieber. Es besteht Harndrang, aber der Urin kann nicht oder nur in kleinen Mengen ausgeschieden werden, weil der Stein den Abgang be- und verhindert. Unter Umständen erkennt man Blut im Urin.

Koliken können häufiger auftreten

Nierensteinkoliken können nur einmalig auftreten, wenn der Stein dabei auf natürlichem Weg abgeht. Geschieht das nicht, kehren sie oft in unterschiedlich langen Abständen zurück, bis der Stein schließlich so groß geworden ist, daß er nicht mehr in die ableitenden Harnwege gelangen kann.

Dauerschmerz in der Nierengegend

Anstelle von anfallsweisen Koliken kann es bei größeren Nierensteinen auch zum ständigen Dauerschmerz in der Nierengegend kommen. Das weist darauf hin, daß der Stein die Urinausscheidung erheblich behindert. Dadurch entstehen Stauungen, und die Dehnung der Nierenkapsel wird als anhaltender Schmerz wahrgenommen.

Verlauf und Komplikationen

Nierenbeckenentzündungen sind häufig

Unabhängig davon, ob ein Nierenstein symptomlos bleibt, Dauerschmerzen oder anfallsweise Koliken verursacht, stellt er immer einen chronischen Reiz dar. Deshalb kommt es im Verlauf der Erkrankung häufig zu Entzündungen des Nierenbeckens oder der gesamten Nieren. Sie können schließlich zum Nierenversagen führen.

Infektionen als Komplikationen

Auch im Bereich der ableitenden Harnwege treten bei länger bestehenden Nierensteinen als Komplikationen sehr häufig Infektionen auf. Zusätzlich bilden sich hier nicht selten Geschwüre der Schleimhaut und narbige Veränderungen, die mit behindertem Wasserlassen einhergehen. Wer unter chronischen oder häufig wiederkehrenden Entzündungen der ableitenden Harnwege leidet, die auf keine Therapie richtig ansprechen, sollte deshalb vorsorglich prüfen lassen, ob dahinter kein Nierensteinleiden steht.

Blasensteine

Gelangt ein Nierenstein über die Harnleiter bis zur Blase, wird aber nicht über die Harnröhre endgültig ausgeschieden, bleibt er als *Blasenstein* liegen. Dann vergrößert er sich durch die Anlagerung weiterer Stoffe aus dem Urin zunehmend. Durch chronische Reizung der Blasenschleimhaut führt er oft zur hartnäckigen Entzündung. Außerdem droht Rückstau von Urin bis in die Nieren, wenn der Blasenstein die Harnausscheidung behindert.

Nierensteine dürfen nicht unbehandelt bleiben

Wegen dieser möglichen Komplikationen dürfen auch die Nierensteine, die kaum Beschwerden verursachen, nicht unbehandelt bleiben. Es läßt sich nämlich auch nicht ausschließen, daß sie neben chronischer Nierenschwäche das Risiko einer Nierenkrebserkrankung erhöhen.

Therapie des Nierensteinleidens

Nierensteine können manchmal erfolgreich ausgetrieben werden

Nierensteine lassen sich zum Teil erfolgreich auf natürlichem Weg austreiben oder wieder auflösen. Diese Behandlung steht in der Naturmedizin im Vordergrund. Allerdings hilft sie nicht immer, bei rund 30 % aller Fälle muß schließlich doch chirurgisch behandelt werden. Akute Steinkoliken sind derart quälend, daß stets der Therapeut gerufen werden muß. Er kann die Kolik rasch durch starke schmerz- und krampflindernde Medikamente unterbrechen.

Soforthilfe bei akuter Steinkolik

Es gibt kein Naturheilmittel, das die schier unerträglichen Schmerzen bei einer akuten Nierensteinkolik rasch und zuverlässig genug unterdrückt. Zwar zeichnen sich auch einige homöopathische Mittel durch ihre gute Wirkung aus, aber sie setzt in der Regel doch nicht so schnell und deutlich ein, wie man es von einem starken chemischen Medikament erwarten kann. Zwar können solche Arzneimittel auch zu erheblichen Nebenwirkungen führen, aber ihre Anwendung ist bei so heftigen Schmerzzuständen dennoch gerechtfertigt. Deshalb ruft man bei einer Nierensteinkolik sofort den Arzt, der ein schmerz- und krampflinderndes Medikament injizieren wird.

Anwendung von chemischen Medikamenten ist wegen der starken Schmerzen gerechtfertigt

Die Lösung der Kolik kann dazu führen, daß der Stein durch den nicht mehr verkrampften Harnleiter nach unten in die Blase gelangt und durch die Harnröhre endgültig ausgetrieben wird. Das kann man fördern, indem man nach Verordnung harntreibende Arzneimittel einnimmt, sobald der akute Anfall abgeklungen ist. Gut eignen sich dazu vor allem Birkenblätter, Brennessel, Löwenzahn, aber auch Goldrute und Hauhechel. Bei größeren Steinen, die den Harnleiter nicht mehr passieren können, führt die Krampflösung dazu, daß der Stein wieder ins Nierenbecken zurückfällt. Dann besteht allerdings die Gefahr, daß die Kolik sich jederzeit wiederholt. Harntreibende Arzneimittel sind in solchen Fällen nicht angezeigt.

Harntreibende pflanzliche Arzneimittel

Bis zum Eintreffen des Arztes kann man versuchen, die akute Kolik durch physikalische Maßnahmen zu lindern. Dazu hat sich das bei Blasenentzündung beschriebene ansteigende Sitzbad gut bewährt (s. Seite 36). Hilfreich ist außerdem eine warme (so heiß, wie man gerade noch verträgt) Heublumenauflage auf die Nierengegend, die man fertig in der Apotheke kauft und vorrätig hält. Bei bekannten Nierensteinen wird der behandelnde Therapeut ohnehin oft vorsorg-

Ansteigendes Sitzbad

Heublumenauflage

lich ein starkes schmerz- und krampflinderndes Medikament verordnen, das man für den Notfall in der Hausapotheke aufbewahrt und bei Bedarf sofort einnimmt. Aber auch wenn dieses Arzneimittel rasch hilft, verzichtet man bei der akuten Steinkolik nicht darauf, rasch den Therapeuten zu rufen. Nur seine Untersuchung kann mit Sicherheit eine andere Ursache der anfallsweisen Schmerzen ausschließen.

Der Arzt muß immer schnell gerufen werden

Austreibung und Auflösung der Steine

Bei kleineren Nierensteinen, die noch die Harnleiter und die Harnröhre passieren können, ist es oft sinnvoll, eine Austreibung auf natürlichem Weg zu versuchen. Dazu kommen nach fachlicher Verordnung die folgenden Maßnahmen in Frage:

Austreibung auf natürlichem Weg

- Steigerung der Harnausscheidung, damit der Stein mit dem Urin ausgeschwemmt wird. Das setzt voraus, daß die Nieren voll funktionsfähig sind und auch keine Herzschwäche besteht, da reichliche Flüssigkeitszufuhr das Herz-Kreislauf-System belastet. Außerdem muß ausgeschlossen werden, daß abgehende Steine sich irgendwo verklemmen und heftige Koliken verursachen; vorsorglich wird der Therapeut deshalb oft ein schmerz- und krampflösendes Medikament verordnen, das dem vorbeugt, wenn es bis zum Steinabgang eingenommen wird.
  Zur Steinausschwemmung ist es notwendig, reichlich zu trinken. Die tägliche Flüssigkeitszufuhr soll mindestens 2,5 l betragen. Ob dazu Mineralwasser geeignet ist, entscheidet der Therapeut je nach Zusammensetzung der Steine. Vor allem dürfen Mineralwässer nicht zu viel Kalzium, Magnesium und Phosphat enthalten, weil sonst die Steinbildung gefördert werden kann.

  Mindestens 2,5 l täglich trinken

  Gut eignet sich meist das übliche Trinkwasser, das aber nie zu „hart“ (also zu mineralstoffreich) sein darf. Damit bereitet man auch harntreibende Kräuterteemischungen zu, die man nach Verordnung fertig in der Apotheke kauft; sie enthalten vor allem Birkenblätter, Brennessel und Löwenzahn, teilweise auch Bärentraube, Bruchkraut, Hagebutten und Wacholder. Die Tagesdosis Tee beträgt 3–5 Tassen.

  Kräutertee

  Kaffee und Bier

  Zusätzlich kommen noch 2–3 Tassen Kaffee und bis zu 0,5 l Weizenbier oder Pilsener Bier am Tag in Frage, um

Pflanzensäfte

die Nieren gut zu durchspülen. Auch verschiedene Pflanzensäfte (bis zu 300 ml täglich) sind angezeigt, am besten Säfte von Brennesseln, Löwenzahn, Sellerie und Spargel, die alle harntreibend wirken; man nimmt sie zu gleichen Teilen mit Wasser verdünnt ein.

Bewegungstherapie ist umstritten

- Bewegungstherapie ist bei Nierensteinen umstritten. Teilweise empfehlen die Therapeuten, körperliche Anstrengungen zu vermeiden; einige lassen allenfalls tägliche Spaziergänge von etwa 1 Stunde Dauer zu. Im Gegensatz dazu raten andere, durch Bewegung zu versuchen, die Steine spontan auszutreiben; dazu sollen vor allem körperliche Übungen mit rhythmischen Erschütterungen durchgeführt werden, wie Tennis, Reiten, Seilspringen, Hüpfen auf der Stelle oder Treppensteigen. Für beide Auffassungen sprechen gute praktische Erfahrungen, aber letztlich kann nur der Therapeut je nach Einzelfall beurteilen, ob die Bewegung sinnvoll oder vielleicht sogar bedenklich ist. Bei größeren Steinen kann man durch Bewegung jedenfalls keinen Abgang mehr erzielen, muß aber unter Umständen mit starken Koliken rechnen, so daß darauf verzichtet werden soll.

Auflösung der Steine

Neben dem Versuch, die Steine auf natürlichem Weg auszutreiben, ist es teilweise möglich, sie wieder aufzulösen. Auch das kann nur nach fachlicher Verordnung geschehen und setzt voraus, daß man die Zusammensetzung der Steine kennt, weil man nur dann gezielt dagegen vorgehen kann. Bei den weiter vorne beschriebenen häufigsten Steinarten sind vor allem die folgenden Maßnahmen angezeigt:

Kalzium-Oxalat-Steine

- Kalzium-Oxalat-Steine sprechen vor allem auf Magnesium gut an, da es als Lösungsvermittler wirkt; zusätzlich kann Vitamin B_6 eine Verminderung der Oxalsäureausscheidung erreichen. Die notwendigen Arzneimittel verordnet der Therapeut. Zusätzlich soll eine Diät eingehalten werden, die reichlich Magnesium enthält. Im Vordergrund stehen Haferflocken, Reis, Vollkornteigwaren, Kartoffeln, Vollkornbrot, reifes Obst und magnesiumreiche Mineralwässer, außerdem können mäßig Fleisch und Fisch verzehrt werden, wenn man sich nicht völlig vegetarisch ernähren will. Zu vermeiden sind Milch und Milchprodukte, da sie zu viel Kalzium enthalten, kalziumreiche

Mineralwässer, oxalsäurereiche Obst- und Gemüsesorten, wie Bohnen, Erbsen, Kohl, Sellerie, Spinat, Tomaten, Zwiebeln, Pflaumen, Rhabarber und Stachelbeeren, sowie Schokolade, Bohnenkaffee und Schwarztee.

Uratsteine

- Uratsteine entstehen nur im sauren Harn und werden oft innerhalb von 5–12 Wochen wieder aufgelöst, wenn man den Urin medikamentös alkalisiert, also seinen Säuregehalt vermindert. Bei Bedarf kann auch die Harnsäureproduktion durch Arzneimittel verringert werden, wie man sie auch in der Gichttherapie einsetzt. Die Verordnung der Medikamente erfolgt durch den Therapeuten. Eine zu starke Alkalisierung des Urins (über pH 6,8) darf aber auch nicht eintreten, sonst kann sich um den Uratstein Phosphat anlagern, so daß er auf diese Weise nicht mehr aufzulösen ist. Das läßt sich einfach durch Harnteststäbchen überprüfen, die den Harn-pH-Wert anzeigen.
  Die Diät besteht vorwiegend aus Salat, Kartoffeln, Gemüse, Vollkornteigwaren, Reis, Vollkornbrot, außerdem mäßig Eier, Milch und Quark sowie alkalische Mineralwässer (wie Fachinger, Bad Neuenahrer, Bad Wildunger). Zu meiden sind Fleisch, Innereien, Hering, Räucher- und Pökelwaren, Rosenkohl, Spinat, Hülsenfrüchte, Essig und scharfe Gewürze, Alkohol, Kaffee und Schokolade, die Kochsalzzufuhr soll stark eingeschränkt werden. Zusätzlich kann man täglich den Saft von 2 Zitronen oder ein Arzneimittel mit Zitrat verabreichen.

Phosphatsteine

- Phosphatsteine und ihre Verbindungen mit Kalzium-Ammonium und Magnesium-Ammonium lassen sich schwerer auflösen. Das hat seinen Grund vor allem darin, daß der Urin durch die Freisetzung von Ammoniak unerwünscht stark alkalisiert wird. Deshalb soll eine Ansäuerung des Harns durch Arzneimittel (z. B. Methionin) erfolgen. Außerdem können Antibiotika bei den häufig bestehenden Infektionen die Harnstoffaufspaltung mit Freisetzung von Ammoniak durch Bakterien verhindern. Die Einnahme von Aluminiumverbindungen sorgt dafür, daß weniger Phosphat aus dem Darm aufgenommen wird. Die Diät soll den Harn ansäuern; dazu eignen sich mäßig Fleisch, Fisch und Eier, Mehlspeisen, Fette (aber nicht zu reichlich) und frisches Gemüse, ferner Schwarztee, mäßig Kaffee und geringe Mengen Zucker. Nicht erlaubt sind

Hülsenfrüchte, Salate, Sellerie, Spinat, Bananen, Fruchtsäfte, Milch, Käse und hydrogenkarbonathaltige Mineralwässer sowie Alkoholika; frisches Obst soll nur mäßig verzehrt werden.

Die Ernährung entspricht nicht immer den Grundsätzen der Vollwertkost

Die Ernährung, die zur Auflösung von Nierensteinen empfohlen wird, entspricht natürlich nicht immer den Grundsätzen der gesunden Vollwertkost. Das muß man zur Therapie aber für einige Zeit in Kauf nehmen. Nach Auflösung der Steine kehrt man dann zur Vollwertkost zurück, damit keine Mangelzustände durch Fehlernährung eintreten.

Durch die obigen Maßnahmen gelingt es jedoch nicht immer, die Steine aufzulösen. Die günstigsten Chancen bestehen meist bei den Uratsteinen. Aber auch wenn es nur gelingt, einen Stein zu verkleinern, kann das bereits ein Erfolg sein, weil er dann unter Umständen spontan auf natürlichem Weg abgeht.

Chirurgische Maßnahmen

Etwa 30 % aller Steine müssen chirurgisch behandelt werden

Wenn ein Nierenstein weder auszuschwemmen noch aufzulösen ist, führt an der chirurgischen Entfernung meist kein Weg vorbei. Rund 30 % aller Steine müssen auf diese Weise behandelt werden, weil die konservative Therapie versagt und Nierenschäden drohen. Insbesondere große Steine im Nierenbecken und im Harnleiter eingeklemmte Steine, die den Harnabfluß stärker behindern, können meist nur auf diese Weise behandelt werden.

Es gibt verschiedene operative Maßnahmen, um Steine aus der Niere zu entfernen. Längst nicht immer ist es dazu notwendig, die Nieren chirurgisch zu öffnen, um die Steine herauszunehmen. In vielen Fällen genügen die folgenden schonenderen Verfahren:

Perkutane Urolitholyse

- *Perkutane Urolitholyse*, bei der man zunächst durch die Haut eine Verbindung zu den Nieren herstellt; durch diese Verbindung erfolgt eine Dauerspülung mit chemischen Arzneimitteln, die verschiedene Steine auflösen können, insbesondere die im Nierenbecken sitzenden.

Schlingenextraktion

- *Schlingenextraktion*, bei der man mit dem Zystoskop eine Schlinge bis zum festgeklemmten Harnstein im Harnleiter führt, die um ihn herumgelegt wird; der Stein darf damit allerdings nicht herausgezogen werden, sondern geht meist nach einigen Tagen spontan ab.

Zangenzertrümmerung

- *Zangenzertrümmerung*, bei der man mit dem Zystoskop eine Zange an den Nierenstein heranführt, damit er zertrümmert wird; die Einzelteile gehen dann auf natürlichem Weg ab.

Extrakorporale Stoßwellenlithotripsie

- *Extrakorporale Stoßwellenlithotripsie*, ein neues, besonders schonendes Verfahren, das allerdings nicht immer angezeigt ist. Dabei sitzt der Patient in einem Wannenbad, das die Schallwellen besser leitet; die Wellen werden so gebündelt, daß ihr Brennpunkt auf den Nierenstein konzentriert ist. Durch mehrfache Einwirkung der Schallwellen kann der Stein dann berührungsfrei innerhalb der Nieren zertrümmert werden, die einzelnen Teilchen gehen auf natürlichem Weg ab.

Der Therapeut entscheidet im Einzelfall

Welches dieser Verfahren in Frage kommt, kann immer nur im Einzelfall vom Therapeuten beurteilt werden. Wenn chirurgisches Vorgehen notwendig ist, darf man es nicht unnötig aufschieben, damit während der Wartezeit keine vermeidbaren Nierenschäden durch den Stein eintreten.

Vorbeugung erneuter Steinbildung

Ohne Nachbehandlung drohen meist erneut Steine

Nach der Entfernung von Nierensteinen drohen in 50–70 % der Fälle erneut Steine, wenn keine entsprechende Nachbehandlung erfolgt. Je nach Einzelfall sind dazu verschiedene Maßnahmen erforderlich, die grundsätzlich der Fachmann verordnet. Unter anderem ist es notwendig, die Ursachen von Harnstauungen (z. B. Narben, Mißbildungen) zu beseitigen und durch pflanzliche oder homöopathische Arzneimittel die Harnausscheidung zu steigern, damit neugebildeter Nierensand und -grieß ausgeschwemmt wird, ehe sich daraus größere Steine entwickeln.

Diät kann notwendig sein

Diät kann ebenfalls notwendig sein, damit bestimmte Bestandteile der Steine nicht oder nicht zu reichlich zugeführt werden (wie Oxalsäure). Allerdings darf diese Dauerdiät nicht zu Mangelzuständen führen, insbesondere nicht zum Kalziummangel, sonst vermeidet man vielleicht neue Nierensteine, muß aber mit anderen Gesundheitsstörungen rechnen. Im allgemeinen beugt eine vollwertige Kost nach den Grundsätzen der Ernährungsreformer Bircher-Benner und Kollath mit reichlich Rohkost, wenig Fett und kaum Fleisch auch Nierensteinen vor, ohne daß Mangelkrankheiten drohen.

Ausreichende Zufuhr von Vitamin A

Besondere Beachtung verdient die ausreichende Zufuhr von Vitamin A mit der Ernährung, da es als Schutzfaktor bei Nierensteinen gilt. Schon eine mittelgroße Karotte, die man roh mit etwas Öl angemacht verzehrt, reicht aus, um den täglichen Bedarf an Vitamin A zu decken. (Das Öl ist notwendig, weil Vitamin A als fettlöslicher Vitalstoff nur bei Anwesenheit von Fett ausreichend verwertet werden kann.)

Bei Bedarf sind zusätzlich noch Arzneimittel angezeigt, die zum Beispiel die übermäßige Harnsäureproduktion im Stoffwechsel einschränken oder die Phosphataufnahme aus dem Darm vermindern.

Genügend trinken ist die wichtigste Vorbeugung

Die wichtigste vorbeugende Maßnahme zur Selbsthilfe besteht darin, genügend zu trinken, um den Harn zu verdünnen. Nierensteine können nämlich nur dann aus dem Urin ausgefällt werden, wenn er übersättigt ist, also mehr Stoffe enthält, als in Lösung gehalten werden können. Durch reichliche Flüssigkeitszufuhr (mindestens 2 l täglich) vermeidet man eine zu hohe Konzentration des Harns. Wenn sein spezifisches Gewicht auf diese Weise unter 1012 gehalten wird (das läßt sich regelmäßig durch Harnteststäbchen überprüfen), kann es nicht mehr zur Bildung von Nierensteinen kommen.

Heilwässer

Gut geeignet zur Flüssigkeitszufuhr sind vor allem Heilwässer mit relativ geringem Anteil an natürlichen Mineralstoffen und Spurenelementen, die speziell zur Durchspülung der Nieren und zur Vorbeugung von Steinen vorgesehen sind, und der mild harntreibende Hagebuttentee, der im Gegensatz zu den meisten anderen Kräutertees unbedenklich dauernd verwendet werden kann. Außerdem kann man durch mäßig Weizenbier oder Pilsener Bier und Kaffee für die Harnverdünnung sorgen; andere Alkoholika sind jedoch grundsätzlich verboten.

Hagebuttentee

Bier und Kaffee

Normalerweise beugt man durch die obigen Maßnahmen der erneuten Nierensteinbildung recht zuverlässig vor, wenn sie konsequent eingehalten werden.

Leistungsschwäche der Nieren

Am Ende steht Nierenversagen

Die Schwächung (Insuffizienz) der Nierenfunktionen kann akut oder chronisch-schleichend aus unterschiedlichen Ursachen eintreten. Im Endstadium kommt es zum Versagen der Nieren, die weniger als 15 % ihrer normalen Filtrationsleistung erbringen. Dieser lebensbedrohliche Zustand kann nur durch Dialyse behandelt werden, die vielen Betroffenen das Leben rettet. Sie sollte aber möglichst bald durch die Transplantation einer geeigneten Spenderniere überflüssig werden.

Akut bedrohliche Niereninsuffizienz

Warnzeichen

Die akute Leistungsschwäche der Nieren tritt plötzlich ein. Warnzeichen sind meist Übelkeit, Erbrechen, Bewußtseinsstörungen und stark verminderte Harnausscheidung bis zur völligen Harnverhaltung. Diese Symptome verschlimmern sich schnell, und es kommt zu schwerwiegenden Störungen des Wasser-, Mineralstoff- und Säure-Basen-Haushalts im Körper, zur Zerstörung von Zellen, Lähmungen und Krämpfen der Muskulatur, schließlich zum Bewußtseinsverlust und Tod durch Harnvergiftung, wenn nicht frühzeitig behandelt wird.

Häufigste Ursachen

Zu den häufigsten Ursachen der akuten Niereninsuffizienz gehören:

- Schockzustände mit Kreislaufversagen, die vor allem bei starken Blutverlusten, Verbrennungen oder als allergische Reaktionen auftreten;
- Zuckerkoma bei Diabetikern, wenn der Blutzuckerspiegel sich stark erhöht und nicht mehr beherrscht werden kann;
- Vergiftungen durch nierenschädigende Stoffe, z. B. Quecksilber und andere Schwermetalle (Umweltgifte), Pilze, Unkrautvernichtungs-, Frostschutzmittel, Tetrachlorkohlenstoffe oder nierentoxische Medikamente (oft Antibiotika);
- akute Glomerulonephritis (s. Seite 73 ff.), bei der als Komplikation akute Niereninsuffizienz eintreten kann;

- Überreaktion der Nieren, wenn zur Röntgenuntersuchung unververträgliche Kontrastmittel verwendet werden;
- als Komplikation bei Transfusionen und in der Geburtshilfe.

Sofortige frühzeitige Intensivtherapie in der Klinik

Die akute Niereninsuffizienz kann niemals ambulant behandelt werden, sondern erfordert sofortige frühzeitige Intensivtherapie in der Klinik. Neben den gezielt gegen die Ursachen gerichteten Maßnahmen ist die Dialyse erforderlich, um die tödliche Harnvergiftung zu vermeiden. Allerdings gelingt es nicht immer, das Leben zu retten, die Sterblichkeitsquote liegt noch relativ hoch. Zum Teil lassen sich die normalen Nierenfunktionen zumindest teilweise wieder herstellen, aber das dauert im allgemeinen bis zu 1 Jahr.

Relativ hohe Sterblichkeitsquote

Chronische Nierenfunktionsschwäche

Beschwerden treten meist erst im fortgeschrittenen Stadium auf

Die chronische Niereninsuffizienz verläuft schleichend und verursacht lange Zeit uncharakteristische mäßige Symptome, die von vielen Betroffenen nicht beachtet werden. Eindeutige Beschwerden treten meist erst im fortgeschritteneren Stadium auf, aber dann kann die Nierenschädigung in vielen Fällen kaum noch gebessert werden. Zur Therapie bleiben dann nur Dialyse und Transplantation. Deshalb müssen die folgenden möglichen Warnzeichen einer Nierenfunktionsschwäche stets Anlaß zur sofortigen fachlichen Untersuchung sein:

Mögliche Warnzeichen

- allgemeine Schwächezustände und abnorm rasche Ermüdbarkeit, die allmählich schlimmer werden und die Leistungsfähigkeit nachhaltig beeinträchtigen;
- Appetitmangel, Übelkeit, Neigung zum Erbrechen, manchmal mit Durchfällen, Gewichtsverlust und auffälliger Durst.

Weitere Symptome

In weiter fortgeschrittenen Fällen kommen meist noch folgende Symptome hinzu:

- auffällig blasse, trockene und schuppende, oft auch jukkende Haut, die teilweise auf die oftmals eintretende Blutarmut zurückzuführen ist;
- Kopfschmerzen, die in vielen Fällen sehr heftig auftreten;
- gesteigerte Atmung, manchmal verbunden mit Atemnot;

- meist Bluthochdruck, der nur schwer zu beeinflussen ist, verbunden mit Herzbeschwerden infolge der zunehmenden Herzschwäche, Herzrhythmusstörungen und Pulsbeschleunigung;
- teilweise Sehstörungen als Folge krankheitsbedingter Veränderungen des Augenhintergrunds;
- Neigung zur Verstopfung, aber auch blutige Durchfälle mit krampfartigen Bauchschmerzen, wenn die Harnverhaltung bereits weiter fortgeschritten ist;
- in schweren Fällen Bewußtseinsstörungen und Lähmungserscheinungen an der Muskulatur.

Eine zuverlässige Diagnose ist nur durch Untersuchungen möglich

Die zuverlässige Diagnose der schleichenden Niereninsuffizienz ist nur durch entsprechende gezielte Untersuchungen möglich, unter anderem Labordiagnose von Harn und Blut.
Man unterteilt die chronische Niereninsuffizienz üblicherweise in die folgenden Stadien:

5 Stadien der chronischen Niereninsuffizienz

I – Latenzstadium mit befriedigender Nierenfunktion, aber allmählich fortschreitender Nierenerkrankung.
IIa – Stadium der vollen Kompensation mit geringfügiger Einschränkung der Nierenfunktionen.
IIb – Stadium der kompensierten Retention mit mäßiger Niereninsuffizienz, wobei auch schon die ersten Anzeichen bei der Labordiagnose des Blutserums (u. a. erhöhter Harnstoff) auftreten.
III – Stadium der dekompensierten Retention mit fortgeschrittener Nierenfunktionsschwäche und deutlicheren Laborbefunden im Blutserum.
IV – Endstadium der Niereninsuffizienz mit Nierenversagen und Harnvergiftung, das ohne rechtzeitige Dialyse im Koma tödlich endet.

Häufigste Ursachen

Zu den häufigsten Ursachen der chronischen Niereninsuffizienz gehören chronische Nieren- und Nierenbeckenentzündungen, arteriosklerotische Veränderungen der Nierengefäße (oft durch Zuckerkrankheit begünstigt), Nierenschädigung durch Gicht und in zunehmendem Maße auch durch Mißbrauch von Schmerzmitteln und anderen Medikamenten. Ferner kommen einige seltenere Krankheiten in Betracht, die hier aber nicht mehr aufgeführt werden müssen.
Die therapeutischen Aussichten bei chronischer Niereninsuffizienz sind insgesamt ungünstig. Eine Heilung läßt sich

Ziel der Behandlung: Die Krankheit möglichst lange in frühen Stadien halten

kaum mehr erreichen. Das Ziel der Behandlung besteht vornehmlich darin, die Krankheit möglichst lange im frühen bis mäßigen Stadium (bis IIb) zu halten, um Dekompensation und Nierenversagen mit Harnvergiftung zu verhüten. Dazu stehen der Naturmedizin zahlreiche Heilmittel zur Verfügung, insbesondere die Homöopathie. Hinzu kommen Diätmaßnahmen, die individuell dem Einzelfall angepaßt werden müssen. Außerdem sind die im Lauf der Zeit eingetretenen Folgekrankheiten (z. B. Bluthochdruck, Blutarmut) gezielt zu behandeln.

Die Naturmedizin kann das Fortschreiten der Krankheit lange Zeit aufhalten

Diese umfassende Therapie kann das Fortschreiten der Niereninsuffizienz lange Zeit aufhalten, vielleicht sogar die Nierenfunktionen wieder etwas bessern. Auf die verschiedenen Maßnahmen kann hier aber nicht näher eingegangen werden; denn sie müssen sich am individuellen Krankheitsbild orientieren und stets fachlich verordnet werden. Teilweise sind auch längere Klinikaufenthalte mit Intensivtherapie und anschließende Kuren erforderlich, um das Nierenversagen als Endstadium aufzuhalten. Wenn es dazu kommt, kann zunächst nur durch Dialyse behandelt werden, auf die wir später eingehen.

Nierenversagen als Endstadium

Lebensbedrohlicher Zustand

Als letztes Stadium der akuten und chronischen Niereninsuffizienz kommt es zum Nierenversagen. Dieser Zustand ist lebensbedrohlich und endet trotz intensiver Therapie recht häufig mit dem Tod.

Die Symptome des Nierenversagens (Harnvergiftung) sind wegen der wichtigen Rolle, die funktionstüchtige Nieren für den gesamten Organismus spielen, sehr vielfältig. Zu den typischen Warnzeichen gehören:

Typische Warnzeichen

- anfangs Gereiztheit, Konzentrationsstörungen, Kopfschmerzen und Bewußtseinsstörungen, teilsweise begleitet von Verwirrtheitszuständen;
- im weiteren Verlauf auffällig verlangsamte und vertiefte Atmung, wobei die Gefahr von Austritt von Flüssigkeit in die Lungen besteht, Bluthochdruck, Übelkeit, Erbrechen, Muskelzuckungen und -krämpfe, schlaffe Lähmun-

gen, grau-bräunliche Haut und ammoniakartiger Uringeruch der ausgeatmeten Luft und der Haut;
- als Endstadium tritt schließlich das urämische Koma mit völligem Verlust des Bewußtseins ein, das tödlich endet.

Sofortige Behandlung durch Dialyse

Das Nierenversagen muß sofort frühestmöglich in der Klinik durch Dialyse behandelt werden, sonst ist das Leben nicht mehr zu erhalten.

Letzte Hilfe durch Dialyse und Transplantation

Blutwäsche

Wenn die Nieren versagen, reichern sich im Blut rasch alle harnpflichtigen, zum Teil hochgiftigen Substanzen (wie Harnstoff, Kreatinin, Indol) an, die bei den biochemischen Lebensfunktionen als „Abfall" entstehen. Dann muß die künstliche Niere die Aufgaben der ausgefallenen Niere übernehmen, ein Verfahren, das man als *Blutwäsche* (Hämodialyse) bezeichnet. Sie wird dann notwendig, wenn die Leistungsfähigkeit der kranken Nieren auf unter 15 % gesunken ist, und muß dann regelmäßig (notfalls lebenslang) 2- bis 3mal wöchentlich je 8–10 Stunden lang durchgeführt werden.

Verfahren bei der üblichen Dialyse

Bei der üblichen Dialyse leitet man das Blut aus einer Arterie in die künstliche Niere. Sie besteht hauptsächlich aus mehreren Kammern, die durch halbdurchlässige dünne Membranen voneinander getrennt sind. Das Blut strömt an einer Seite der Membran vorbei, auf der anderen Seite befindet sich eine spezielle Spülflüssigkeit. Zwischen Blut und Spülflüssigkeit besteht ein Konzentrationsgefälle, das dazu führt, daß die auszuscheidenden Stoffe und überschüssiges Wasser durch die Membran in die Spülflüssigkeit übertreten. Das gereinigte Blut wird dann durch eine Vene in den Körper zurückgeleitet.

Peritonealdialyse

Eine Sonderform, die *Peritonealdialyse*, arbeitet nach dem gleichen Prinzip. Als Membran verwendet man dabei aber das Bauchfell; die Dialyse findet also nicht außerhalb des Körpers in einer Maschine, sondern in der Bauchhöhle statt. In diese wird mittels Katheter die Spülflüssigkeit eingeleitet, der Austausch der harnpflichtigen Stoffe findet über das gut durchblutete Bauchfell statt, das wie die Membranen im Dialysegerät wirkt. Dieses Verfahren kommt allerdings nicht bei allen Patienten in Frage.

Nachteile der Dialyse

Auch wenn die Dialyse Leben rettet, weist sie doch einige Nachteile auf, die man aber in Kauf nehmen muß. Zunächst bedeutet der Zwang zur regelmäßigen Dialyse eine erhebliche psychische Belastung und Abhängigkeit des Patienten, also einen erheblichen Verlust an Lebensqualität. Außerdem kann die künstliche Niere die normalen Nierenfunktionen natürlich nicht vollwertig ersetzen. Es kommt zu deutlichen Schwankungen des Wasser- und Harnstoffhaushalts, die vielfach zu Abgespanntheit führen, zur Blutarmut, teilweise auch zu Schäden am Knochensystem und in Ausnahmefällen zur Leberentzündung. Davon abgesehen gibt es nur eine begrenzte Anzahl von Dialysestationen bei uns, und die Behandlung ist sehr teuer.

Heimdialyse

Die Heimdialyse, zu der ein Teil der Patienten angeleitet werden kann, macht sie zwar etwas unabhängiger und senkt die Kosten, aber die anderen Nachteile der Dialyse bestehen auch dabei. Vor allem bei jüngeren Patienten wird man deshalb nach einer Spenderniere zur Transplantation suchen, die sie von der dauernden Dialyse erlöst.

Nierentransplantationen sind Routineeingriffe

Die ersten Nierentransplantationen wurden vor ungefähr 40 Jahren experimentell durchgeführt. Inzwischen ist die Technik der Einpflanzung einer Niere so ausgereift, daß sie in spezialisierten Kliniken mit eingespieltem Operationsteam schon ein Routineeingriff ist. Die Problematik besteht heute noch darin, die Abstoßungsreaktionen des Körpers gegen des fremde Organ zu beherrschen, was eine belastende medikamentöse Therapie erfordert, und überhaupt eine Spenderniere zu finden, deren Gewebseigenschaften gut zu denen des Nierenkranken passen; denn noch immer sind bei uns zu wenige Menschen bereit, nach dem Tod Organe zu spenden. Zwar stellen manchmal auch lebende Angehörige eine Spenderniere zur Verfügung (man kann ja durchaus auch mit nur einer Niere leben), in der Mehrzahl der Fälle werden aber die Nieren Verstorbener transplantiert.

Technik der Transplantation

In der Regel wird die neue Niere im Unterbauch eingepflanzt und an die vorhandenen Gefäße angeschlossen. Der Harnleiter der neuen Niere wird direkt mit der Harnblase, nicht mit dem vorhandenen Harnleiter der kranken Niere verbunden. Zum Teil beläßt man die erkrankten Nieren im Körper, teilweise werden sie vor oder während der Transplantation entfernt.

Die meisten Spendernieren funktionieren länger als 1 Jahr

Die meisten eingepflanzten Spendernieren funktionieren länger als 1 Jahr gut. Allerdings versagen innerhalb der ersten 6 Jahre nach der Transplantation rund 50 % der neuen Nieren, so daß eine oder mehrere weitere Transplantationen und zwischendurch auch wieder Dialysebehandlungen erforderlich werden.
Dieses bisher unbefriedigende Ergebnis wird sich im Lauf der Zeit sicherlich noch verbessern lassen. Aber man bleibt doch auch nach der Transplantation in gewissem Sinne krank, muß viele Medikamente zur Unterdrückung der Abstoßungsreaktionen des Immunsystems einnehmen und die Funktionen der neuen Niere vorsorglich regelmäßig kontrollieren lassen. Aber das ist immer noch weniger belastend, als wenn man ein Leben lang eine Dialyse durchführen lassen muß.

Andere Erkrankungen der Nieren

Nicht selten bestehen an den Nieren angeborene Fehl- und Mißbildungen, oder es kommt zu Senkungen und abnormer Beweglichkeit der Organe. Außerdem ist noch der Nierenkrebs anzuführen, der bei Erwachsenen wesentlich seltener als im Kindesalter vorkommt. Alle diese Erkrankungen können nur durch fachliche Untersuchung sicher diagnostiziert werden und erfordern oft eine chirurgische Behandlung.

Fehl- und Mißbildungen

Angeborene Fehlbildungen der Nieren kommen häufig vor

Angeborene Fehl- und Mißbildungen der Nieren kommen häufiger vor, als allgemein bekannt ist. Da sie nicht unbedingt zu Beschwerden führen müssen, werden sie aber nicht immer erkannt, oft nur zufällig im Rahmen einer Untersuchung, die aus anderen Gründen durchgeführt wird.
Zu den häufigsten Nierenstörungen dieser Art gehören:

Doppelnieren

- *Doppelnieren*, wobei meist nur eine (selten beide) Niere doppelt angelegt ist. Das muß keine Symptome verursachen, im Einzelfall kann es aber zu häufig wiederkehrenden Entzündungen der Harnwege und durch Rückstau von Urin zu Nierenschäden kommen.

Agenesie

- *Agenesie*, bei der eine Niere fehlt oder stark unterentwikkelt vorhanden ist, während die andere entsprechend größer ausgebildet wurde; solange die vollentwickelte Niere funktionstüchtig bleibt, treten dadurch oft keine Beschwerden auf.

Hufeisen-, Kuchen- oder Schildniere

- *Hufeisen-*, *Kuchen-* oder *Schildniere*, wobei eine oder beide Nieren durch einen Entwicklungsdefekt die entsprechenden abnormen Formen angenommen haben; ob es dadurch zu Symptomen und Komplikationen kommt, hängt davon ab, wie gut die Nieren trotz der Mißbildung funktionieren.

Dystopie, Ektopie

- *Dystopie* und *Ektopie*, wobei es meist einseitig zu Lageanomalien mit abnormer Form und Gefäßversorgung der Nieren kommt, zum Teil auch beide Nieren auf der gleichen Körperseite gelegen sind; hier müssen ebenfalls keine Beschwerden entstehen, wenn die Nieren trotz der Mißbildung normal arbeiten.

Zystennieren

- *Zystennieren*, die zu unterschiedlich schweren Folgen führen. In manchen Fällen befinden sich nur in einer Niere wenige große Zysten, und nach der Entfernung der betroffenen Niere im Säuglingsalter treten keine Beschwerden mehr auf. Bei anderen Kindern sind einige kleine Zysten in den Nieren vorhanden, die noch keine Symptome verursachen, im Erwachsenenalter aber größer werden und die Nieren dann zerstören. Bei einer besonders schweren Form sind bereits bei der Geburt zahlreiche kleine Zysten in den Nieren vorhanden, und die Kinder sterben frühzeitig an Nierenschwäche.

Die Behandlung hängt von der Symptomatik und drohenden Komplikationen ab

Ob die Fehl- und Mißbildungen der Nieren behandelt werden müssen, hängt von der Symptomatik und drohenden Komplikationen ab. Symptomlose und unkomplizierte Fälle erfordern meist keine Therapie, ansonsten ist nur eine chirurgische Korrektur möglich.

Senk- und Wanderniere

Abnorme Lageveränderung

Als Senk- und Wanderniere bezeichnet man die abnorme Lageveränderung einer oder beider Nieren (oft nur rechts),

Kommt meist bei jungen Frauen vor

die nach unten absinken. Hauptsächlich betrifft die Krankheit junge Frauen mit schlankem bis magerem Körperbau.

Ursachen

Als Ursachen nimmt man eine Schwäche des die Nieren umgebenden Bindegewebes an, die anlagebedingt sein kann und durch Abmagerung, Mangel an körperlicher Bewegung oder nach Schwangerschaften verstärkt wird. Im Einzelfall können auch Verletzungen eine Rolle spielen. Teilweise sind auch die anderen Bauch- und Unterleibsorgane nach unten gesenkt.

Kreuzschmerzen im Stehen

Symptomatisch für Senk- und Wandernieren sind Kreuzschmerzen, die vorwiegend im Stehen auftreten, im Liegen aber besser werden oder ganz verschwinden. Hinzu kommen unklare Beschwerden im Leib bis zu heftigen Bauchschmerzen und Koliken, die in die Harnblase ausstrahlen, gelegentlich auch Übelkeit, Appetitmangel, Neigung zum Erbrechen und chronische Müdigkeit.

Harnstauung in den Nieren als Komplikation

Als Komplikation tritt manchmal Harnstauung in die Nieren auf, wenn durch die anomale Lage die Harnleiter abgeknickt werden. Das erkennt man an Schmerzen im Nierenbecken (oft kolikartig) und teilweise auch am Blut im Urin; ferner nimmt die Gefahr von Infektionen der Harnwege zu. Die Nieren können durch den Harnstau geschädigt werden.

Die Therapie richtet sich nach dem Einzelfall. Teilweise genügen konservative Maßnahmen, vor allem:

Therapie

- Vollwertige Ernährung, die bei den vorwiegend mageren und appetitlosen Patienten unbedingt auch genügend Kalorien zuführen muß.
- Schwere körperliche Anstrengungen, Motorradfahren, Reiten und andere, mit Erschütterungen verbundene Sportarten vermeiden, aber trotzdem ausreichend bewegen, um die Muskulatur wieder zu kräftigen; anfangs empfiehlt sich meist Krankengymnastik nach fachlicher Anleitung, später ergänzt durch allmählich gesteigerten, vor allem regelmäßigen Ausdauersport.
- Bandagen und Leibbinden, die nach Verordnung im Sanitätshaus gekauft werden, können den Nieren von außen mehr „Halt" geben; als passive Maßnahmen ersetzen sie aber nicht das körperliche Training.
- Medikamentös kann das Bindegewebe durch kurmäßige Einnahme von Kieselsäure (Silicea) nach Verordnung allmählich gekräftigt werden. Bei Harnentleerungsstörungen wird der Therapeut harntreibende Mittel, bei Schmerzen

und Koliken geeignete schmerz- und krampflösende Medikamente verordnen.

Letzter Ausweg ist die Nephropexie

Wenn alle diese konservativen Maßnahmen nicht ausreichend helfen, bleibt als letzter Ausweg nur die chirurgische Nephropexie, die allerdings längst nicht immer erfolgreich verläuft. Dabei werden die Nieren wieder in die richtige Lage gebracht und festgenäht, neuerdings auch mit speziellen Klebstoffen fixiert.

Der seltene Nierenkrebs

Kinder leiden häufiger darunter

Das Nierenkarzinom kommt bei Erwachsenen relativ selten vor. Kinder dagegen leiden häufiger darunter, bei ihnen steht diese bösartige Erkrankung sogar an 2. Stelle aller Krebsfälle. Die Ursachen sind bisher noch ungeklärt.

Ursachen aus Sicht der Naturmedizin

Aus der Sicht der Naturmedizin entwickelt sich auch der Nierenkrebs aus den beiden Grundursachen aller Krebskrankheiten: Störungen des Zellstoffwechsels mit Übergang von der normalen Sauerstoffzellatmung zum Gärungsstoffwechsel und Schwächung der körpereigenen Abwehrkräfte. Diese von der Schulmedizin noch nicht akzeptierten Vorstellungen führen auch zu abweichenden Behandlungsmethoden.

Warnzeichen bei Nierenkrebs

Das Wachstum des Nierenkarzinoms beginnt in der Regel innerhalb des Nierengewebes. Von hier aus breitet sich der Tumor Richtung Nierenhilus aus, also zu der Einziehung der Niere, wo Gefäße und Nerven ein- und austreten und der Harnleiter von der Niere abgeht.

Lange beschwerdefrei

1. Warnzeichen: schmerzlose Blutungen beim Wasserlassen

In den meisten Fällen verursacht das Nierenkarzinom lange Zeit keine Beschwerden. Erst wenn der Tumor das Nierenbecken erreicht, treten Symptome auf. Das 1. Warnzeichen sind meist schmerzlose Blutungen beim Wasserlassen, die im Urin mit bloßem Auge wahrgenommen werden können. Solche Blutungen haben immer als mögliche Krebssymptome zu gelten, bis sie diagnostisch sicher geklärt wurden.

Weitere Symptome

Als weitere Symptome bei fortgeschrittenem Nierenkrebs kommen Druckgefühl und Schmerzen in der Nierengegend, manchmal auch Koliken hinzu. Teilweise kann der Nierentumor als höckriges Gebilde von außen getastet werden. Die genaue Diagnose ist jedoch nur durch Röntgenuntersuchungen möglich.

Die Karzinome brechen bald in die Venen ein

Nierenkarzinome brechen oft bald in die Venen ein. Dann werden Krebszellen mit dem Blut in andere Organe verschleppt und verursachen dort Metastasen. Bevorzugt treten solche Tochtergeschwülste bei Nierenkrebs in Lungen, Leber, Gehirn und Knochen auf.

Ganzheitliche Therapie

Günstige Prognose bei frühzeitiger Erkennung

Die Prognose beim Nierenkarzinom gilt grundsätzlich als günstig, wenn es im Frühstadium erkannt und die kranke Niere sofort operativ entfernt wird. Dann liegt die Heilungsquote bei bis zu 80 %.

Da aber lange Zeit keine Symptome auftreten, wird Nierenkrebs meist erst im fortgeschrittenen Stadium diagnostiziert, wenn vielleicht schon Metastasen bestehen. In etwa 30 % der Fälle kann dann überhaupt nicht mehr operiert werden.

Schulmedizinische Therapie

Der Schulmedizin bleibt nur die wenig erfolgreiche Therapie durch Bestrahlungen und zellwachstumshemmende Zytostatika. Wegen der späten Diagnose liegt die 5-Jahre-Überlebenszeit (danach gilt Krebs als geheilt) insgesamt nur zwischen 25 und 45 %.

Bessere Überlebenschancen durch eine ganzheitliche Krebstherapie

Verbessert werden können die Überlebenschancen auch beim fortgeschrittenen Nierenkrebs, wenn eine ganzheitlich-naturmedizinische Krebstherapie durchgeführt wird. Die Grundlagen wurden bereits beim Blasenkrebs (s. Seite 39 ff.) beschrieben. Hauptsächlich versucht die Naturmedizin bei Krebs, die gestörten Zellstoffwechselfunktionen wieder zu normalisieren und die körpereigenen Abwehrkräfte gegen den Krebs zu steigern. Dazu stehen verschiedene Heilverfahren zur Verfügung, insbesondere Krebsdiät, Thymus-, Enzym- und Misteltherapie, ergänzend auch Psychotherapie gegen die seelischen Krebsursachen.*

Auch sie kann keine Heilung garantieren

Auch die ganzheitliche Krebsbehandlung kann keine Heilung garantieren. Nicht selten ist der Körper nicht mehr in der Lage, sich ausreichend gegen die Krankheit zu wehren.

---

*Dazu verweisen wir auf das Buch „Krebs vorbeugen" von Gerhard Leibold, erschienen im Dr. Werner Jopp Verlag, Wiesbaden; ISBN 3-926955-11-2.

Naturheilkunde verbessert die Lebensqualität

Aber dann verbessert die Naturheilkunde oft wenigstens die Qualität der letzten Lebensphase. Die Chancen, vollständig von Krebs geheilt zu werden, sind jedenfalls bei der biologischen Therapie günstiger, als wenn rein schulmedizinisch behandelt wird.

Register

Sauerstofftherapien - *Die gesunde Art, Energie zu tanken,*
von Paul Mohr
142 Seiten, 23 Abb., kart., 1990 **DM 18,80**
ISBN 3 - 926955 - 25 - 2

Knochenentkalkung muß kein Schicksal sein -
Ursachen, Vorbeugung und Behandlung der Osteoporose,
von Gerhard Leibold
4. Aufl., 105 Seiten, 14 Zeichn., kart., 1992 **DM 18,80**
ISBN 3 - 926955 - 26 - 0

Ganzheitliche Erste Hilfe -
Das praktische Hausbuch für alltägliche Erkrankungen,
von Dr. med. Michael Nightingale
237 Seiten, 86 Zeichnungen, kart., 1990 **DM 29,80**
ISBN 3 - 926955 - 27 - 9

Altchinesische Heilungswege -
Das Handbuch der fernöstlichen Naturheilkunde,
von Kai Uwe Frank
222 Seiten, 66 Abb., kart., 1991 **DM 24,80**
ISBN 3 - 926955 - 29 - 5

Leben im Schatten des Todes -
Wie wir Schwerstkranken und Sterbenden helfen können,
von Dr. med. Kay Blumenthal-Barby
121 Seiten, 10 Abb., kart., 1991 **DM 19,80**
ISBN 3 - 926955 - 30 - 9

Mehr leisten ohne Tabletten -
Das 10-Wochen-Fitneßprogramm,
von Gerhard Leibold
160 Seiten, 10 Zeichn., kart., 1991 **DM 18,80**
ISBN 3 - 926955 - 31 - 7

Magnetfeldtherapie -
Schmerzen lindern - natürlich und ohne Nebenwirkungen,
von Karl-Heinz Hanusch
3., erweiterte Aufl., 99 Seiten, 7 Fotos, kart., 1992 **DM 18,80**
ISBN 3 - 926955 - 32 - 5

Spurenelemente - *So helfen sie Ihrer Gesundheit,*
von Dr. med. Andrew Stanway
78 Seiten, kart., 1991 **DM 16,80**
ISBN 3 - 926955 - 33 - 3

Diabetes naturheilkundlich behandeln -
Alternativen zur Insulintherapie,
von Jutta Plath
131 Seiten, 27 Abb., kart., 1992 **DM 19,80**
ISBN 3 - 926955 - 34 - 1

Der Blitz aus heiterem Himmel - *Mein Leben mit Epilepsie,*
von Hannelore Bichler, Einführung: Dr. med. Ulf Baumhackl
2. Aufl., 82 Seiten, kart., 1992 **DM 18,80**
ISBN 3 - 926955 - 35 - X

Mit 40 schon an 60 denken - *Fit und gesund bis ins hohe Alter,*
von Gerhard Leibold
149 Seiten, kart., 1991 **DM 19,80**
ISBN 3 - 926955 - 36 - 8

Das heilende Fasten - *So stärken Sie Ihr Wohlbefinden,*
von Dr. med. Otto Buchinger und Dr. med. Andreas Buchinger
5., völlig neu bearb. Aufl., 130 Seiten, kart., 1992 **DM 18,80**
ISBN 3 - 926955 - 37 - 6

Das Anti-Rheuma-Buch - *Vorbeugen, bessern, heilen -*
Empfohlen vom Rheuma-Hilfswerk Deutschland e.V.,
von Ulrike Gabs
96 Seiten, 60 meist vierfarbige Abb., kart., 1991 **DM 19,80**
ISBN 3 - 926955 - 38 - 4

Rückenschmerzen lindern -
Vorbeugen und behandeln mit Naturheilkunde,
von Paul Mohr
3. Aufl., 161 Seiten, 43 Abb., kart., 1992 **DM 18,80**
ISBN 3 - 926955 - 39 - 2

Leben mit Asthma, Bronchitis, Emphysem,
von Professor Dr. med. Linus Geisler
3. Aufl., 174 Seiten, 37 Abb., kart., 1992 **DM 24,80**
ISBN 3 - 926955 - 40 - 6

Gesunde Darmflora -
Selbsthilfe bei Dysbiose und anderen Darmerkrankungen,
von Gerhard Leibold
124 Seiten, Zeichnungen, kart., 1992 **DM 18,80**
ISBN 3 - 926955 - 41 - 4

Schöne Heilbäder in Deutschland -
Therapien, Unterkunft, Freizeit, Sport, Kultur,
von Dr. Gerhard Eckert
180 Seiten, 60 Fotos, kart., 1992 **DM 24,80**
ISBN 3 - 926955 - 42 - 2

Kinderkrankheiten - *Homöopathische Hilfen und Hausmittel,*
von Anne Millich
2. Aufl., 143 Seiten, Zeichn., kart., 1993 **DM 19,80**
ISBN 3 - 926955 - 44 - 9

Frauwerden - *Was Mädchen schon immer über Menstruation,*
Sexualität und Schwangerschaft wissen wollten,
von Dr. med. Wolfgang Cyran
174 Seiten, 45 Abb., kart., 1992 **DM 19,80**
ISBN 3 - 926955 - 45 - 7

Männerkrankheiten -
Vorbeugung und Therapie der Prostataleiden,
von Gerhard Leibold
114 Seiten, Zeichnungen, kart., 1992 **DM 19,80**
ISBN 3 - 926955 - 46 - 5

Dr. Werner Jopp Verlag Wiesbaden